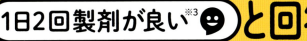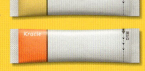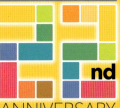

【新刊】

ゼロからはじめる Non-Surgical 美容医療

著 **宮田 成章** みやた形成外科・皮ふクリニック 院長

2024年11月発行　B5判　164頁　オールカラー　定価5,940円（本体5,400円＋税）

「Non-Surgical 美容医療って気になるけど、どこからはじめたらいいの？」そんなあなたへ

美容医療の世界に足を踏み入れる時の心構えから、機器の理論・施術のコツまでを網羅！
レーザーをはじめとした各種治療機器や、ヒアルロン酸製剤などの注入による治療を、症例を交えながら解説しています。理解が難しい機器のメカニズムなどは豊富な図でわかりやすく説明しました。
美容医療業界への参入を考えている方はもちろん、自費診療に興味のある方、すでに治療機器を導入していて新しい治療の導入を検討している方にも、ぜひ手に取っていただきたい1冊です。

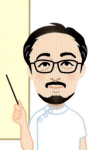

主な目次

＜総論＞美容皮膚診療とは
- 美容皮膚診療の心得
- 美容皮膚科を始める前の基礎知識

＜総論＞さあ美容皮膚診療をやってみよう
- どのような美容皮膚診療を目指すのか？
- 機器による治療
- 注入による治療
- その他の治療
- 治療概論
  (1) シミの診療：老人性色素斑／光線性花弁状色素斑／雀卵斑／脂漏性角化症／扁平母斑／肝斑／黒皮症／炎症後色素沈着（PIH）／太田母斑／後天性真皮メラノサイトーシス（ADM）
  (2) 治療方法

＜各論＞
各種機器の特徴と用途
- 炭酸ガス（CO_2）レーザー
- フラクショナル炭酸ガスレーザー
- Er:YAG レーザー（フラクショナルを含む）
- アレキサンドライトレーザー／ルビーレーザー
- Nd:YAG レーザー
- ピコ秒レーザー
- 近赤外線レーザー（フラクショナルを含む 1320, 1450, 1540, 1927 nm）
- その他の機器（光治療（IPL）／単極型高周波（ジュール熱方式）／単極型高周波（Radiative、誘電加熱方式）／ニードル RF／高密度焦点式超音波（HIFU）／同期平行型超音波（SUPERB™））

注入治療
- ボツリヌス菌毒素製剤
- ヒアルロン酸製剤
- 薬剤の経皮導入

治療法の選択と pitfall：疾患ごとに考える
- シミ（メラニン色素性疾患）
- シワ・タルミ

 全日本病院出版会　〒113-0033　東京都文京区本郷 3-16-4　Tel：03-5689-5989
www.zenniti.com　Fax：03-5689-8030

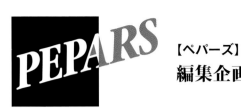

【ペパーズ】
編集企画にあたって…

　尋常性痤瘡，いわゆる「にきび」は思春期のみでなく，全年齢に発生し，コロナ禍では，マスクにきびなどと報道され，成人における尋常性痤瘡の増加も話題となりました．皮膚科疾患ではありますが，患者数の多い common disease であり，にきび診療の経験のない形成外科医はいないのではないかと思います．

　2008 年にアダパレン（ディフェリン®ゲル）が保険適用となり，その後も多くの薬剤が保険適用となりました．2023 年にはガイドラインも更新されました．外用薬の選択肢が増えたことでどの時期にどの外用薬を使用するのかについては，より細やかな知識と経験が必要となったように感じています．また，尋常性痤瘡の治療においては，保険適用とされた外用薬，内服薬のみでなく，スキンケアや食事を含めた生活習慣における指導なども含まれます．また自費診療となるケミカルピーリングやレーザー治療も，効果があることが示されています．尋常性痤瘡は非常によく遭遇する疾患だけに，その原因や治療法についていろいろな情報があり，化粧品まで含めるとその選択肢は多岐にわたり，実際の診療において迷うことも少なくありません．

　今回，本特集では，ガイドラインの解説を含む総論に始まり，スキンケア，原因論，にきび診療の実際，漢方治療，レーザー治療，ケミカルピーリング，痤瘡後瘢痕と多岐にわたる内容について，各々，エキスパートの先生方にご執筆を頂きました．形成外科医はもちろんのこと，幅広い読者が日常診療にすぐに反映できる内容となっています．

　執筆をご快諾頂きました諸先生方には，お忙しいところ，非常にわかりやすく，素晴らしい内容のご執筆を頂戴し，この場をお借りして厚く御礼申し上げます．

2024 年 11 月

山脇聖子

KEY WORDS INDEX

和 文

― あ 行 ―

アクネ菌　7
アダパレン　24,38
αヒドロキシ酸　58
維持期　38
維持治療　1
萎縮瘢痕　66
炎症後色素沈着　45
炎症性皮疹　1,38

― か 行 ―

ガイドライン　1
角層　30
過酸化ベンゾイル　24,38
漢方薬　45
グリコール酸　58
ケミカルピーリング　58
ケラチノサイト　30
ケロイド　66
抗菌作用　45
高周波治療　51
高発酵性食物繊維　14
国民健康・栄養調査　14

― さ 行 ―

サイトカイン　30
痤瘡　1,58
痤瘡瘢痕　66
サリチル酸マクロゴール　58
食物繊維　14
尋常性痤瘡　45
水分量　24
生活習慣　14

― た 行 ―

耐性菌　38

― な 行 ―

にきび　7,24,51
にきび跡　45

2-O-グリセリル-3-O-オクチル
　アスコルビン酸　7

― は 行 ―

肌質　7
バリア　30
光治療　51
肥厚性瘢痕　66
皮脂コントロール　7
ビタミンC誘導体　7
表皮　30
フラクショナル治療　51
便秘　14

― ま 行 ―

面皰　1,38

― や 行 ―

油分量　24

― ら 行 ―

レーザー　51

欧 文

― A・B ―

acne　1,7,24,58
acne scar(s)　45,66
acne vulgaris　45,51
adapalene　24,38
α-hydroxy acid　58
antibacterial action　45
atrophic scar　66
barrier　30
benzoyl peroxide　24,38

― C・D ―

chemical peeling　58
comedo　1,38
constipation　14
cytokine　30
dietary fiber　14

― E・F ―

epidermis　30
fractional photothermolysis　51

― G・H ―

glycolic acid　58
guideline　1
highly fermentabel dietary fiber
　　　　　　　　　　　　14
hypertrophic scar　66

― I・K ―

inflammatory eruption　38
inflammatory lesion　1
intense pulsed light　51
kampo medicine　45
keloid　66
keratinocyte　30

― L・M ―

laser　51
life style　14
maintenance phase　38
maintenance therapy　1

― P・R ―

post-inflammatory
　hyperpigmentation　45
Propionibacterium acnes　7
radio-frequency　51
resistent bacteria　38

― S・T・V ―

salicylic acid in polyethylene
　glycol vehicle　58
salicylic acid macrogol　58
sebum control　7
stratum corneum　30
2-O-glyceryl-3-O-octyl
　ascorbate　7
vitamin C derivative　7

WRITERS FILE

ライターズファイル（五十音順）

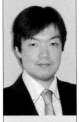

小川　令
（おがわ　れい）

1999年	日本医科大学卒業
1999年	同大学形成外科入局
2005年	同大学大学院修了
2005年	会津中央病院形成外科，部長
2006年	日本医科大学形成外科，講師
2007年	米国ハーバード大学形成外科，研究員
2009年	日本医科大学形成外科，准教授
2013年～現在	東京大学，非常勤講師（兼任）
2015年	日本医科大学形成外科，主任教授

内藤　素子
（ないとう　もとこ）

1992年	京都大学卒業
	同大学形成外科入局
1994年	神戸市立医療センター中央市民病院救急部，専攻医
2002年	京都大学大学院修了
	同大学形成外科，医員
2005年	同大学医学部先端領域融合医学研究機構，特任助教
2007年	同大学形成外科，特任講師
2010年	同．講師
2016年	山手皮フ・形成外科クリニック，院長
	神戸医療センター中央市民病院形成外科，非常勤医師

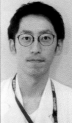

山口　翔平
（やまぐち　しょうへい）

2012年	神戸学院大学栄養学部栄養学科卒業
2012年	大阪赤十字病院医療技術部栄養管理課

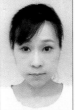

上中智香子
（かみなか　ちかこ）

1999年	和歌山県立医科大学卒業
	同大学附属病院，臨床研修医
2001年	同大学附属病院皮膚科入局
2003年	りんくう総合医療センター市立泉佐野病院皮膚科
2007年	和歌山県立医科大学医学博士修了
2012年	同大学附属病院光学的美容皮膚科講座，寄附講座講師
2016年	同講座，寄附講座准教授
	公立籠賀病院皮膚科

野村　有子
（のむら　ゆうこ）

1986年	慶應義塾大学卒業
	同大学医学部皮膚科教室入局
1988年	神奈川県警友会警友病院皮膚科
1990年	慶應義塾大学医学部皮膚科，助手
1992年	神奈川県警友会けいゆう病院皮膚科
1998年	野村皮膚科医院開業
2003年	チャリオタワーに医院を移転

山﨑　研志
（やまさき　けんし）

1992年	大阪大学卒業
	同大学附属病院皮膚科形成外科，医員
1993年	大阪府立母子保健総合医療センター
1995年	大阪府立千里救命救急センター
1996年	千葉大学医学部附属病院皮膚科
1997年	愛媛大学医学部皮膚科学，助手
2003年	カルフォルニア大学サンディエゴ校皮膚科，ポスドク
2010年	東北大学大学院皮膚科学，准教授
2021年	同大学病院，特命教授・皮膚科診療科長
2022年	医療法人廣仁会　りふ皮膚科アレルギー科クリニック，院長
2023年	ALOOP CLINIC & LAB，院長

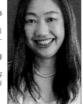

河野　太郎
（こうの　たろう）

1993年	鹿児島大学卒業
	東京女子医科大学形成外科入局
1995年	都立府中病院外科
1997年	東京女子医科大学形成外科，助教
2008年	同．准講師
2013年	東海大学医学部外科学系形成外科学，准教授
2016年	日本大学，客員教授
2021年	東海大学医学部外科学系形成外科学，教授

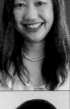

向田公美子
（むかいだ　くみこ）

1994年	三重大学卒業
	京都大学麻酔科学教室入局
2006年	同大学大学院医学研究科麻酔科博士課程修了
	滋賀県小児保険医療センターアレルギー外来非常勤勤務
	北里東洋医学研究会，東洋堂土方医院土方康世先生に師事
2008年	くみこアレルギークリニック開設
2013年	医療法人司美会　くみこクリニック，理事長就任
	医学博士，日本アレルギー学会専門医，日本東洋医学会専門医

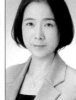

山脇　聖子
（やまわき　さとこ）

1994年	高知医科大学（現．高知大学）卒業
1994年	大阪大学病院形成外科
1995年	京都桂病院形成外科
1997年	京都第二赤十字病院形成外科
2001年	医仁会武田総合病院形成外科
2003年	京都大学大学院形成外科
2006年	草津総合病院形成外科，部長
2007年	京都大学医学研究科形成外科，助教
2014年	同大学医学研究科形成外科課程修了
2014年	同大学医学研究科形成外科，助教
2015年	医仁会武田総合病院形成外科，部長
2016年	福井赤十字病院形成外科，部長
2020年	大阪赤十字病院形成外科，副部長
2024年	兵庫県立尼崎総合医療センター形成外科，部長

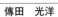

傳田　光洋
（でんだ　みつひろ）

1985年	京都大学工学研究科分子工学専攻博士課程修了
1994年	同大学工学博士
1993～96年	カリフォルニア大学サンフランシスコ校皮膚科学教室，研究員
2010～21年	国立研究開発法人科学技術振興機構 CREST，研究員
2020～21年	広島大学理学部，客員教授
2020～現在	明治大学先端数理科学インスティテュート，客員研究員

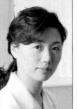

森　文子
（もり　あやこ）

1996年	獨協医科大学卒業
	慶應義塾大学形成外科学教室入局
	同大学医学部研修医（形成外科学）
1999年	同大学医学部，専修医（形成外科学）
2001年	同大学，助手（医学部形成外科学）
2002年	国立成育医療センター形成外科，医員
2004年	慶應義塾大学，助手（医学部形成外科）
2005年	クリニックモリ，院長
	医学博士，日本形成外科学会専門医

CONTENTS

にきび　知る・診る・治す

編集／兵庫県立尼崎総合医療センター　部長　山脇聖子

「尋常性痤瘡・酒皶治療ガイドライン2023」における
にきび診療の取り扱い ……………………………………………… 山﨑　研志　　**1**

> 尋常性痤瘡治療は面皰に効果のあるアダパレンや過酸化ベンゾイルを基本治療薬として使いつつ，炎症性皮疹（丘疹や膿疱）の程度に合わせて内服・外用抗菌薬を併用していく．

にきび治療におけるスキンケア ……………………………………… 森　　文子　　**7**

> ニキビ治療においてスキンケア指導は急性期，慢性期問わず重要である．ライフスタイルを傾聴し，患者自身が納得し，続けやすい方法をともに考えていく姿勢が求められる．

栄養素からみるにきび発生と予防の関連性 ………………………… 山口　翔平　　**14**

> 国民調査からみるにきび好発年代での食事摂取状況や問題点を抽出し，食べ物とにきびの影響について考える．

原因・疫学

年齢による痤瘡原因の違い …………………………………………… 野村　有子　　**24**

> にきびは，小中学生はTゾーンに好発し面皰主体，高校生以降はUゾーンや躯幹にも生じ，面皰から赤色丘疹，膿疱へと進行しやすくなる．年齢による違いを考慮しながら治療を行うことが大切である．

皮膚のバリア機能 ……………………………………………………… 傳田　光洋　　**30**

> 表皮を構築するケラチノサイトが多様な環境因子の受容体，神経細胞のような相状態を有し，サイトカインを産生するという認識から，皮膚病理，全身の健康について新しい視点が得られる．

◆編集顧問／栗原邦弘　百束比古　光嶋　勲
◆編集主幹／上田晃一　大慈弥裕之　小川　令

【ペパーズ】
PEPARS No.216/2024.12◆目次

治　療

にきびに対する外用薬・内服薬………………………………………内藤　素子　**38**
　　面皰治療薬の外用が基本となる．重症度に応じて，抗生剤を併用するが，耐性菌
　　出現の影響を抑えるため，抗生剤を漫然と使用することは避ける．維持期には面
　　皰治療薬のみを使用する．

にきびに対する漢方治療………………………………………………向田公美子　**45**
　　にきびの漢方治療は，外用薬治療のみではで効果が不十分な場合の新たな選択肢
　　として注目されている．皮脂や炎症のコントロール，ホルモンバランスの調整に
　　役立つ．

にきびに対する外科的治療……………………………………………河野　太郎　**51**
　　外科的治療法は，保険適用外の補助的治療であり，保険治療を優先して治療を計
　　画する．機器により作用点が異なるため，病態と機器の特性を十分に理解する必
　　要がある．

にきびに対するケミカルピーリング…………………………………上中智香子　**58**
　　にきびに対するケミカルピーリングは，角層剥離により角栓の除去や膿疱の排
　　出，抗菌作用がある．ただし，自費診療のため，標準治療が無効あるいは実施で
　　きない場合に適応する．

痤瘡瘢痕の治療……………………………………………………………小川　　令　**66**
　　痤瘡治療に難渋し時間を要すると，萎縮瘢痕，肥厚性瘢痕，ケロイドなどの目立
　　つ瘢痕を残す．痤瘡後の萎縮瘢痕の治療は，フラクショナルレーザーやダーマ
　　ローラー，手術などが選択肢となる．肥厚性瘢痕にはデプロドンプロピオン酸エ
　　ステルプラスター，ケロイドは手術および術後放射線治療を含めた集学的治療で
　　治療することができる．

ライターズファイル………………………前付 5
Key words index ……………………………前付 4
バックナンバー一覧 ………………………71
掲載広告一覧 …………………………………72
PEPARS　次号予告 …………………………72

「PEPARS®」とは Perspective Essential Plastic
Aesthetic Reconstructive Surgery の頭文字よ
り構成される造語．

前付 7

PEPARS (ペパーズ) No.195 2023年増大号

顔面の美容外科 Basic & Advance

編集 朝日 林太郎 日本医科大学，講師

2023年3月発行　B5判　200頁
定価6,600円（本体6,000円＋税）

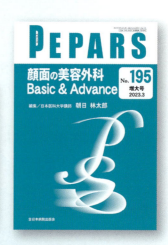

美容外科の"今"と"最先端"が見えてくる！
顔面の美容外科、押さえるべき"Basic"と、最先端を走る今まさに"旬"の美容外科医が実際に行っているAdvance techniqueがもりだくさん！

目次

総論
- 厚生労働科学研究から見えてきた顔面美容外科の特殊性―顔面の施術が多い理由とインフォームド・コンセント―　　大慈弥裕之

上眼瞼
- 眉毛下皮膚切除術―眉下切開・眉下リフト―　　安嶋 康治
- 埋没式重瞼術の基本と私の方法：一糸皮膚挙筋多交叉法　　小川 英朗ほか
- 左右差を減らすための切開式重瞼術のパラメータ調整　　中村 優
- 挙筋腱膜前転による二重形成術　　朝日林太郎
- 目頭切開（内眼角形成術）　　藤本 卓也ほか

下眼瞼
- 経結膜脱脂と脂肪注入のコンビネーションによる下眼瞼形成　　孫 駿一郎ほか
- 瞼裂の外下方への拡大を目的とした外眼角形成術　　塩崎 正崇ほか
- 表ハムラ法による下眼瞼形成術　　野本 俊一
- 裏ハムラ法による下眼瞼形成術　　赤嶺 周亮ほか

鼻
- 耳介軟骨を使用した鼻中隔延長術　　新行内芳明
- 鼻尖形成術　　山本 豊
- 鼻翼縮小術 Basic＆Advance　　牧野陽二郎

口周囲
- 口角形成術の基本―非外科的治療と外科的治療―　　廣瀬 雅史
- 側面位を意識した人中短縮術　　前田 翔

輪郭形成・フェイスリフト
- 脂肪吸引術による輪郭形成　　長野 寛史
- Facial bone contouring surgery (FBCS) 事始め　　山本 崇弘
- フェイスリフト　　牧野 太郎

さらに詳しい情報と各論文のキーポイントはこちら！

 全日本病院出版会　〒113-0033　東京都文京区本郷 3-16-4　Tel：03-5689-5989
http://www.zenniti.com　Fax：03-5689-8030

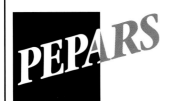

◆特集/にきび 知る・診る・治す
「尋常性痤瘡・酒皶治療ガイドライン2023」におけるにきび診療の取り扱い

山﨑 研志*

Key Words：痤瘡(acne)，面皰(comedo)，炎症性皮疹(inflammatory lesion)，維持治療(maintenance therapy)，ガイドライン(guideline)

Abstract 尋常性痤瘡は脂腺性毛包を主座とする慢性炎症性皮膚疾患であり，中長期的な展望に立って治療計画を立てることが必要である．痤瘡の初期病変である面皰の抑制に効果のあるアダパレンや過酸化ベンゾイル配合外用薬を主体とした治療を継続・維持することが痤瘡治療の基本である．さらに炎症反応が強い急性期では炎症性皮疹(丘疹や膿疱)の程度に合わせて内服・外用抗菌薬を併用していく．「尋常性痤瘡・酒皶治療ガイドライン2023」では，抗菌薬の長期使用による耐性菌の誘発にも配慮しつつ，エビデンスに基づいた尋常性痤瘡の治療アルゴリズムを提唱している．また，保険診療での適切な治療を目指す「尋常性痤瘡・酒皶治療ガイドライン2023」では，エビデンスレベルとともに保険適用の有無も勘案して推奨度を判定している．

日本の尋常性痤瘡治療とガイドラインの変遷

尋常性痤瘡治療ガイドラインは，2008年に日本皮膚科学会ガイドラインとして初版が発表された．2008年までの保険診療での痤瘡治療の中心は，紅色丘疹や膿疱の炎症性皮疹，いわゆる赤にきびに対する抗菌薬の外用あるいは内服を主体とする抗炎症療法であった．痤瘡病変は毛包漏斗部の角化亢進に起因する非炎症性皮疹＝面皰を形成することから始まるが，2008年までの日本の保険診療には面皰に対する適切な治療薬が導入されていなかった．1990年代後半からケミカルピーリングが非炎症性皮疹の治療方法として一部の皮膚科医・美容皮膚科医・美容形成外科医によって行われていたが，保険適用外であった．2008年にアダパレン＝レチノイド外用薬が導入されたことで，面皰に対する保険診療治療法が日本でも広く使用できるようになった．一方で，欧米での痤瘡に対するレチノイド治療の歴史は1970年代に遡り，欧米の痤瘡ガイドラインそのものを日本の保険診療の状況に適用することはいくつかの問題点や矛盾点をはらんでいた．そこで，2008年初版の尋常性痤瘡治療ガイドラインでは，国内外のエビデンスを収集しつつ，日本国内の保険診療事情を鑑みた日本独自のガイドライン策定が行われた．特に主たる皮疹性状に合わせた痤瘡治療アルゴリズムを構築し，面皰に対するアダパレンの推奨や丘疹・膿疱の炎症性皮疹の重症度ごとの推奨が2008年の尋常性痤瘡治療ガイドラインでは明確にされた．

アダパレンが日本の尋常性痤瘡治療に導入されてからも，抗菌薬単独や抗菌外用薬＋抗菌内服薬の併用などの抗菌薬のみの痤瘡治療が広く行われていた．2010年以降には薬剤耐性菌が社会問題となり，新たな抗菌薬の開発の減少と相まって，適切な抗菌薬の使用が医療界に求められるようになった．2015年5月の世界保健総会では，薬剤耐

---

* Kenshi YAMASAKI，〒104-0061 東京都中央区銀座1-7-7 ポーラ銀座ビル4階 ALOOP CLINIC & LAB，院長

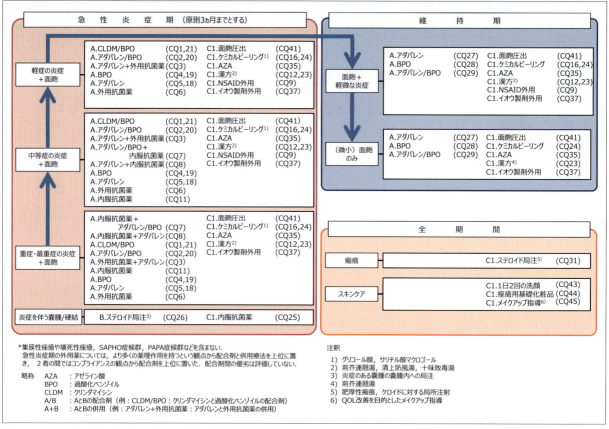

図 1. 尋常性痤瘡治療アルゴリズム 2023

（文献 4 より引用）

性（AMR）に関するグローバル・アクション・プランが採択され，加盟各国は薬剤耐性に関する国家行動計画の策定に着手した．このような社会的背景のなかで，2014 年 7 月から尋常性痤瘡治療ガイドライン改訂委員会が発足し，「尋常性痤瘡治療ガイドライン 2016」を策定した[1]．尋常性痤瘡治療ガイドライン 2016 は，薬剤耐性菌回避のための抗菌薬治療の一層の適正化対策を推進するため，急性炎症期と維持期の治療概念を治療アルゴリズムに導入した．炎症性皮疹の急性炎症期治療にはアダパレンや 2015 年に保険適用となった過酸化ベンゾイルに加えて抗菌薬を併用するが，抗菌薬の使用は原則 3 か月までに留めること，そして炎症性皮疹が治まったら速やかに抗菌薬を中止して維持療法・維持期治療に移行することを推奨する．維持療法・維持期治療は，アダパレンや過酸化ベンゾイルを用いての面皰形成抑制治療に主眼を置いている．2017 年にはアダパレン 0.1%と過酸化ベンゾイル 2.5%の配合剤が承認されたことを受けて「尋常性痤瘡治療ガイドライン 2017」が発行されたが，急性炎症期と維持期の治療方針を踏襲している[2]．2008 年の尋常性痤瘡ガイドライン初版に比較して，「尋常性痤瘡治療ガイドライン 2016/2017」では尋常性痤瘡の治療の基本がアダパレンと過酸化ベンゾイル，およびこれらの配合薬を用いた面皰治療であることを強調し，薬剤耐性菌回避の姿勢を強く打ち出している[2,3]．

2023 年に公開したガイドラインは，名称を「尋常性痤瘡・酒皶治療ガイドライン 2023」とし，酒皶の病型別治療に主眼を置いたクリニカルクエスチョン（CQ）の改訂を行った[4]．加えて，尋常性痤瘡の CQ に関連する情報を更新した．尋常性痤瘡の治療アルゴリズムは「尋常性痤瘡治療ガイドライン 2016/2017」の方針を踏襲し，炎症性皮疹を主体とした急性期の対応と，面皰治療を主体とした維持療法・維持期治療に分けて掲示している（図 1）．

痤瘡治療の進め方

　尋常性痤瘡は脂腺性毛包を主座とする慢性炎症性皮膚疾患であり，中長期的な展望に立って治療計画を立てることが必要である．痤瘡初期病変である面皰の抑制を主体とした治療を継続することが痤瘡治療の基本である．しかしながら，炎症性皮疹の悪化が患者の医療機関の受診動機であることが多く，痤瘡の初期治療では，炎症性皮疹を速やかに抑制する治療が求められ，内服・外用抗菌薬を適宜併用する必要がある．それと同時に，治療初期から面皰治療継続の重要性を指導することや耐性菌の誘発を避けるために抗菌剤の併用はできるだけ3か月以内に留める配慮をする．アダパレンや過酸化ベンゾイル配合外用薬による面皰治療を併用しない抗菌薬のみの対症治療は行わない．痤瘡瘢痕や集簇性痤瘡の治療は，個々の症例での差違が大きいことや個別の希望に合わせた治療が行われるため，エビデンスの高い臨床研究が乏しく，ガイドラインでの高い推奨がなされていない．面皰や炎症性皮疹への早期介入を行いつつ，痤瘡瘢痕の形成を予防することが難治性痤瘡の治療にも通ずる．

1．痤瘡の臨床症状別治療選択
A．急性炎症期；炎症性皮疹（紅色丘疹，膿疱）＋面皰の治療

　後述の維持期・面皰治療薬の使用を基本とした上で，抗炎症作用のある内服抗菌薬（ビブラマイシン，クラリスロマイシン，ロキシスロマイシンなど）や外用抗菌薬（クリンダマイシン，ナジフロキサシン，オゼノキサシン）を併用する．

1）内服抗菌薬の適応と選択

　紅色丘疹・膿疱を主体とする炎症性皮疹の数により皮疹の重症度を評価し，中等症以上（片顔6個以上の炎症性皮疹）の時には，積極的に内服抗菌薬治療を検討する．尋常性痤瘡に対してエビデンスが高い内服抗菌薬として，ドキシサイクリン（ビブラマイシン®），ミノサイクリン（ミノマイシン®など），ロキシスロマイシン（ルリッド®など），

ファロペネム（ファロム®）が，尋常性痤瘡・酒皶治療ガイドライン2023で推奨度AもしくはBとしている．その他に，テトラサイクリン，エリスロマイシン，クラリスロマイシン，レボフロキサシン，トスフロキサシン，シプロフロキサシン，ロメフロキサシン，セフロキシム　アキセチルについて尋常性痤瘡・酒皶治療ガイドライン2023では言及し，推奨度C1としている．

　内服抗菌薬の使用にあたっては，腸内細菌叢の変化に伴う胃腸症状や肝腎機能障害に注意することはもちろんであるが，薬剤特有の副作用にも留意する．ドキシサイクリンは光線過敏症をきたすことがある．ミノサイクリンは薬剤過敏症候群，光線過敏症，全身性紅斑性狼瘡（SLE）様症状の増悪や間質性性肺炎，長期使用による色素沈着を起こすことがある．ロキシスロマイシンはQT延長・心室頻拍をきたすことがある．筆者はドキシサイクリンを第1選択として用いており，テトラサイクリン系薬剤に認容性が低い患者にはファロペネムかロキシスロマイシンを考慮する．胎児の歯牙黄染を考慮し，妊婦へのテトラサイクリン系抗菌薬の使用は控える．

2）外用抗菌薬の適応と選択

　炎症性皮疹が片顔5個以下の軽症例では，面皰治療薬単独もしくは外用抗菌薬の併用を考慮する．デュアック®配合ゲルはクリンダマイシン1％と過酸化ベンゾイル3％の配合外用薬で，炎症性皮疹を混じる面皰治療に有効であり，尋常性痤瘡・酒皶治療ガイドライン2023で推奨度Aとしている．その他に尋常性痤瘡に対してエビデンスが高い外用抗菌薬として，クリンダマイシン（ダラシン®Tゲルなど），ナジフロキサシン（アクアチム®など），オゼノキサシン（ゼビアックス®）を，尋常性痤瘡・酒皶治療ガイドライン2023で推奨度Aとしている．

3）抗菌薬使用上の留意点

　痤瘡の炎症性皮疹は面皰に後発するので，抗菌薬による抗炎症療法の単独治療や抗菌外用薬と抗生剤内服薬の併用療法は推奨されない．必ず面皰

治療を行いつつ，外用抗菌薬もしくは内服抗菌薬を併用する．外用・内服の剤形に関わらず，抗菌薬の長期連用は多剤耐性菌の誘発要因ともなり得るため，漫然とした抗菌薬の長期使用は推奨されない．抗菌薬の併用は 3 か月を目処として行い，3 か月の抗菌薬併用で炎症性皮疹の改善が見られない場合には，面皰治療外用薬の使用状況の確認や生活指導の見直し，併存疾患の見直しなどを行う．

4）漢方薬

炎症性皮疹に対して漢方薬が有効な場合がある．日本では処方・成分が固定化された漢方薬が保険診療で使用可能であり，荊芥連翹湯と清上防風湯が痤瘡に保険適用があり，十味敗毒湯が化膿性皮膚疾患に保険適用がある．しかしながら，尋常性痤瘡に対して行われた漢方薬の臨床試験のデザインは，ガイドラインが基準とするエビデンスレベルの高いものがなく，荊芥連翹湯，清上防風湯と十味敗毒湯を推奨度 C1，黄連解毒湯，温清飲，温経湯と桂枝茯苓丸を推奨度 C2 としている．実際の運用では，面皰治療薬と抗菌薬に加えての漢方薬の併用や抗菌薬中止後の面皰治療薬との併用が適当と考える．

5）その他

痤瘡の炎症性皮疹を対象とするその他の治療薬として，尋常性痤瘡・酒皶治療ガイドライン 2023 では，ステロイド内服，DDS（diaminodiphenyl sulfone, dapsone）内服，非ステロイド系抗炎症薬（NSAID）内服について言及している．これらの治療薬は，エビデンスレベルが低いもしくは尋常性痤瘡以外の囊腫性痤瘡や劇症型痤瘡などを対象とした臨床試験の報告であることなどの理由から，尋常性痤瘡・酒皶治療ガイドライン 2023 では，尋常性痤瘡に対する治療として推奨していない（推奨度 C2）．

B．維持期；面皰主体の治療

毛包漏斗部の過角化の改善を行い，皮脂腺の分泌を円滑にすることを目的に，アダパレンもしくは過酸化ベンゾイル含有の外用薬を用いる．

1）外用薬

日本で痤瘡に保険適用があり，面皰に効果のある外用薬として，アダパレン外用薬（ディフェリン® ゲルなど），過酸化ベンゾイル外用薬（ベピオ® ゲル，ローション），過酸化ベンゾイル＋クリンダマイシン配合薬（デュアック® 配合ゲル），アダパレン＋過酸化ベンゾイル配合薬（エピデュオ® ゲル）がある．これらのアダパレンもしくは過酸化ベンゾイル含有外用薬は全て，尋常性痤瘡・酒皶治療ガイドライン 2023 で維持期/面皰治療に対して推奨度 A としており，急性炎症期にも使用することを推奨している．これらのいずれかを痤瘡治療の基本外用薬として用いる．肉眼的に確認できない微小面皰の治療とニキビのできにくい肌質への改善のためにも，痤瘡皮疹が出現する範囲全体にアダパレンもしくは過酸化ベンゾイル含有外用薬を使用する．

アダパレンもしくは過酸化ベンゾイル含有外用薬使用時の注意点として，刺激症状と接触皮膚炎がある．アダパレンと過酸化ベンゾイルは，角質増生抑制と角質剥離作用をそれぞれ有するため，使用初期の 2〜4 週間程度は刺激症状を感じる患者が多い．刺激症状の緩和のために，塗布範囲を小範囲から徐々に拡大することや保湿クリームなどの併用を行い，刺激症状の緩和を工夫する．また，過酸化ベンゾイルはアレルギー性接触皮膚炎を起こすことがあるので留意する．

2）抗菌薬

1980 年代後半から 2000 年代前半の海外での臨床研究で，クリンダマイシンやナジフロキサシンの抗菌外用薬が面皰の皮疹数を減少させたとする報告がある．しかしながら，2010 年以降の世界的な薬剤耐性菌に対する危機感を受けて，抗菌薬適正使用の機運が高まるとともに，各国の尋常性痤瘡治療ガイドラインでは面皰治療に抗菌外用薬や抗菌内服薬が推奨されることはなくなった．尋常性痤瘡・酒皶治療ガイドラインでも維持期・面皰治療に対して抗菌薬含有外用薬や内服薬の使用は推奨していない．

3）漢方薬

漢方薬の面皰に対する効果を検討した報告は限られており，エビデンスレベルが高いものがない．荊芥連翹湯を推奨度 C1，黄連解毒湯，十味敗毒湯と桂枝茯苓丸を推奨度 C2 とするに留めている．

4）ケミカルピーリング

グリコール酸などの α-hydroxy acids（AHA）やサリチル酸などの β-hydroxy acids（BHA）は，角層を剝脱することにより毛漏斗部の角化異常を是正し，面皰を改善する．本邦では，痤瘡患者を対象に左右比較無作為対照試験を含む検証が行われており，グリコール酸（20，30，40％）が炎症性皮疹と面皰に対して有効であることや，サリチル酸マクロゴールがプラセボと比較して炎症性皮疹と面皰数を有意に減少させることが確認されている[5)6)]．尋常性痤瘡・酒皶治療ガイドライン 2023 では，ケミカルピーリングが保険適用外であることを考慮してグリコール酸とサリチル酸マクロゴールを推奨度 C1 としている．なお，サリチル酸はマクロゴールを基剤とする場合には角質にサリチル酸が留まるが，サリチル酸エタノールは接触時間によっては表皮内から真皮まで浸透し得るので注意が必要であり，尋常性痤瘡・酒皶治療ガイドライン 2023 ではサリチル酸エタノールを推奨度 C2 としている．

C．囊腫・硬結の治療

痤瘡皮疹部に皮下の囊腫や硬結が出現することがある．囊腫形成が顕著な痤瘡を囊腫性痤瘡と称するが，尋常性痤瘡患者にも囊腫を伴うことがある．囊腫は周囲に炎症（無菌性）を伴うことが多いが，炎症を伴わない囊腫もある．炎症を伴う囊腫には抗炎症療法が考慮されるが，尋常性痤瘡・酒皶治療ガイドライン 2023 では内服抗菌薬とステロイド局所注射について言及している．

1）内服抗菌薬

内服抗菌薬の囊腫性痤瘡に対する効果の検証は，1990 年代にニューキノロン系抗菌薬トシル酸トスフロキサシン錠の膿疱性痤瘡と囊腫性痤瘡に対する臨床効果を報告した和文論文とテトラサイクリン内服の効果を報告した英文論文がある．3 か月程度の服用で，6～7 割程度の皮疹の減少が確認されている．炎症を伴わない囊腫や硬結に対する有効性は示されていない．尋常性痤瘡・酒皶治療ガイドライン 2023 では炎症を伴う囊腫と硬結に対する内服抗菌薬使用を推奨度 C1 とした．

2）ステロイド局所注射

1960 年代と 1980 年代にベタメタゾンとトリアムシノロン（ケナコルト-A®）を用いたプラセボ対照比較試験が報告されており，炎症を伴う囊腫や硬結に有効であることが示されている．近年の検証はないが，痤瘡の囊腫や硬結に対する治療方法が乏しいことも鑑みて，尋常性痤瘡・酒皶治療ガイドライン 2023 では炎症を伴う囊腫と硬結に対するステロイド局所注射を推奨度 B とした．

D．痤瘡後の寛解維持と瘢痕の予防・治療

痤瘡後の萎縮性瘢痕と肥厚性瘢痕の形成には，面皰形成とそれに伴う組織学的炎症反応が起因となる[7)]．面皰形成時から炎症時には好中球やマクロファージからマトリックスメタロプロテアーゼ（MMP）が誘導され，毛包・脂腺周囲の細胞外マトリックス（コラーゲン，エラスチンやグリコサミノグリカン）の分解による真皮組織の改変が起こる[8)]．破壊され欠損した真皮組織では，代償作用として線維増生と組織の収縮による欠損組織の充填が起こり，萎縮性瘢痕が形成される．

1）炎症軽快後の寛解維持治療

臨床的観察からは，萎縮性瘢痕は炎症の程度に関わらず面皰から形成されることが報告されている[9)]．24 週間の偽薬比較盲検試験で，アダパレン 0.3％/過酸化ベンゾイル 2.5％配合ゲル（エピデュオ®）が萎縮性瘢痕の予防と減少に有効であると報告されている[10)]．尋常性痤瘡・酒皶治療ガイドライン 2023 では炎症軽快後の寛解維持治療としてアダパレン 0.1％ゲル，過酸化ベンゾイル 2.5％ゲル，そしてアダパレン 0.3％/過酸化ベンゾイル 2.5％配合ゲルの使用を推奨度 A として強く推奨した．

2）肥厚性瘢痕の治療

肥厚性瘢痕，ケロイドの治療として，ステロイドテープ剤やステロイド局所注射が有効である．痤瘡の肥厚性瘢痕に対してトリアムシノロン（ケナコルト-A®）を局所注入した試験の一報があるが，エビデンスレベルなどを勘案して尋常性痤瘡・酒皶治療ガイドライン2023では痤瘡の肥厚性瘢痕に対するステロイド局所注射を推奨度C1とした．その他に尋常性痤瘡・酒皶治療ガイドライン2023ではトラニラスト内服に言及しているが，痤瘡に対する臨床試験報告がないため，推奨度C2とした．

3）萎縮性瘢痕の治療

痤瘡萎縮性瘢痕の皮表陥凹を軽減する方法として，ケミカルピーリング[11][12]，ヒアルロン酸などのフィラー注入法[13][14]が報告されている．本邦での臨床試験報告のエビデンスレベルや保険適用外であることなどを勘案して，尋常性痤瘡・酒皶治療ガイドライン2023では痤瘡の萎縮性瘢痕に対するケミカルピーリングとフィラー注入ともに推奨度C2とした．

参考文献

1) 林　伸和ほか：日本皮膚科学会ガイドライン　尋常性痤瘡治療ガイドライン2016．日皮会誌．**126**(6)：1045-1086，2016．

2) 林　伸和ほか：日本皮膚科学会ガイドライン　尋常性痤瘡治療ガイドライン2017．日皮会誌．**127**(6)：1261-1302，2017．

3) Hayashi, N., et al.：Japanese Dermatological Association Guidelines：Guidelines for the treatment of acne vulgaris 2017. J Dermatol. **45**(8)：898-935, 2018.

4) 山﨑研志ほか：日本皮膚科学会ガイドライン　尋常性痤瘡・酒皶治療ガイドライン2023．日皮会誌．**133**(3)：407-450，2023．

5) Kaminaka, C., et al.：Clinical evaluation of glycolic acid chemical peeling in patients with acne vulgaris：a randomized, double-blind, placebo-controlled, split-face comparative study. Dermatol Surg. **40**(3)：314-322, 2014.

6) Dainichi, T., et al.：Excellent clinical results with a new preparation for chemical peeling in acne：30% salicylic acid in polyethylene glycol vehicle. Dermatol Surg. **34**(7)：891-899；discussion 899, 2008.

7) Carlavan, I., et al.：Atrophic scar formation in acne patients involves long-acting immune responses with plasma cells and alteration of sebaceous glands. Br J Dermatol. **179**(4)：906-917, 2018.

8) Kang, S., et al.：Inflammation and extracellular matrix degradation mediated by activated transcription factors nuclear factor-kappaB and activator protein-1 in inflammatory acne lesions *in vivo*. Am J Pathol. **166**(6)：1691-1699, 2005.

9) Do, T. T., et al.：Computer-assisted alignment and tracking of acne lesions indicate that most inflammatory lesions arise from comedones and de novo. J Am Acad Dermatol. **58**(4)：603-608, 2008.

10) Dreno, B., et al.：Prevention and reduction of atrophic acne scars with adapalene 0.3%/benzoyl peroxide 2.5% gel in subjects with moderate or severe facial acne：results of a 6-month randomized, vehicle-controlled trial using intra-individual comparison. Am J Clin Dermatol. **19**(2)：275-286, 2018.

11) Kurokawa, I., et al.：Adjuvant alternative treatment with chemical peeling and subsequent iontophoresis for postinflammatory hyperpigmentation, erosion with inflamed red papules and non-inflamed atrophic scars in acne vulgaris. J Dermatol. **44**(4)：401-405, 2017.

12) Kravvas, G., Al-Niaimi, F.：A systematic review of treatments for acne scarring. Part 1：Non-energy-based techniques. Scars Burn Heal. **3**：2059513117695312, 2017.

13) Goodman, G. J., Van Den Broek, A.：The modified tower vertical filler technique for the treatment of post-acne scarring. Australas J Dermatol. **57**(1)：19-23, 2016.

14) Karnik, J., et al.：A double-blind, randomized, multicenter, controlled trial of suspended polymethylmethacrylate microspheres for the correction of atrophic facial acne scars. J Am Acad Dermatol. **71**(1)：77-83, 2014.

◆特集／にきび　知る・診る・治す
にきび治療におけるスキンケア

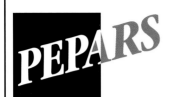

森　文子*

Key Words：にきび(acne)，皮脂コントロール(sebum control)，アクネ菌(*Propionibacterium acnes*)，肌質，ビタミンC誘導体(vitamin c derivative)，2-*O*-グリセリル-3-*O*-オクチルアスコルビン酸(2-*O*-glyceryl-3-*O*-octyl ascorbate)

Abstract　にきび治療において，スキンケア指導は重要である．皮膚を清潔に保ち，保湿を行い，紫外線など含めた外的刺激を避けることが基本であるが，当院では，加えて積極的にビタミンC誘導体を用いたスキンケアを勧めている．
　にきびは毛穴閉塞と皮脂の詰まりによるアクネ菌の増殖に伴い，活性酸素や過酸化脂質の産生により発症・悪化する．ビタミンC誘導体は，活性酸素や過酸化異質の除去効果や皮脂の産生抑制効果を発揮する成分として知られている．ビタミンC誘導体は，水溶性，油溶性，水溶性と油溶性の両方の性質を持つ両親媒性の3つに分けられ，肌質別に使い分けが可能である．また，肌質を問わず使用できるものとして両親媒性のビタミンC誘導体2-*O*-グリセリル-3-*O*-オクチルアスコルビン酸(GO-VC)も存在する．臨床知見もあり，ビタミンC誘導体をスキンケアの一環として取り入れることで，にきびの治療向上に寄与することが可能であると考えられる．

はじめに

　にきびは医学的には尋常性痤瘡と言われ，主には前額部や頬，口周り，下顎などに発症する．思春期から青年期にかけてよく見られるが，それ以降の年代にも発症することがある．本稿では診断については言及しないが，治療抵抗性を認めた場合，鏡検や採血検査，婦人科との連携などが必要になる場合があり，当院では，にきびの治療を開始する場合には，特段の事情がある場合を除き皮膚科ガイドラインに沿った保険治療から始めている．治療を開始し，一定の改善が得られてからも，にきびは再発や再燃を繰り返すことが多く，治療ゴールの設定は容易ではない．急性期，慢性期を通じて，患者のライフスタイルに踏み込み，寄り添い，医学的な見地に基づきながら適切なスキンケアを提案することが重要である．特に若年者におけるにきび治療では，瘢痕を作らずよい状態を維持することを目標として提案している．スキンケア指導においては，皮膚を清潔に保ち，保湿を行い，紫外線など含めた外的刺激を避けることを根気よく伝えていくことが基本であるが，当院では加えて積極的にビタミンC誘導体を勧めている．
　にきびは毛穴閉塞と皮脂の詰まりによるアクネ菌の増殖に伴い，活性酸素や過酸化脂質の産生により発症・悪化する．ビタミンC誘導体は，活性酸素や過酸化異質の除去効果や皮脂の産生抑制効果を発揮するにきび治療の代表的な成分としても知られる．ビタミンC誘導体は，水溶性，油溶性，水溶性と油溶性の両方の性質を持つ両親媒性の3つに分けられ，肌質別に使い分けが可能である．また，肌質問わず使用できるものとして両親媒性のビタミンC誘導体2-*O*-グリセリル-3-*O*-オクチルアスコルビン酸(GO-VC)も存在する．

---

* Ayako MORI，〒107-0051　東京都港区元赤坂1-5-5　富士陰ビル5F　クリニックモリ，院長

臨床知見もあり，ビタミンＣ誘導体をスキンケアとして取り入れることで，にきびの治療向上に寄与することが可能であると考えられる．

　にきび発症の原因はいくつか考えられるが，例えば皮膚の新陳代謝であるターンオーバーの乱れによって本来剥がれるはずの古い角質が残り，毛穴が塞がれることも要因の１つである．また，洗顔などが不十分であることにより，古い角質が残り，毛穴を塞いでしまうことも考えられる．さらには，ホルモンバランスの乱れによって皮脂の分泌が過剰になり，毛穴が塞がっている状態だと，皮脂が排出されなくなり，毛穴に皮脂が溜まっていく．この状態だと，皮脂を栄養源とするアクネ菌が過剰に増殖し，アクネ菌が産生するポルフィリンやリパーゼの濃度が高まっていく．ポルフィリンは光増感作用があるため，太陽光にあたると活性酸素が生じ，皮脂の過酸化により過酸化脂質が生じる．さらには，リパーゼにより皮脂が分解され，遊離脂肪酸になり，この遊離脂肪酸により好中球の遊走が生じ，好中球由来の活性酸素が発生する．この活性酸素や過酸化脂質が炎症を引き起こし，にきびの発症・悪化を誘導してしまう．ビタミンＣ誘導体は，これら活性酸素や過酸化異質の除去効果や皮脂の産生抑制効果を発揮する代表的な成分であり，実際ににきびの治療を行う医療機関では，スキンケアとしてビタミンＣ誘導体がよく使用されている．そこで本稿では，当院における洗顔の方法に加えて，スキンケアで勧めているビタミンＣ誘導体について紹介する．

当院での洗顔における注意点

　当院におけるにきびに対する洗顔指導としては，以下である．指導の際にはいくつも言葉を変え，より具体的に伝え，患者が腑に落ちるまでお話ししている．

① 洗顔料は泡立ちがよく，刺激が少ないものを使用する

→ピリピリと感じないもの．心地よく感じるもの．特に，アダパレンなどのにきびの治療用外用剤を使用していると，皮膚の剥離などがあり易刺激性となっている場合が多い．ビタミンＣ誘導体を配合した洗顔料もあり，洗浄成分の界面活性剤による刺激や水道水に含まれる塩素による皮膚ダメージを抑制する効果が期待される．

② 洗顔料はよく泡立てて使用し，ゴシゴシ洗いすぎないようにする

→Ｔゾーン以外には，手の力を直接肌に感じないくらいの力加減で，泡をクッションにするように．また長時間泡を肌に乗せたままだと，洗浄力が強くなりすぎてしまう．台所の汚れ物を洗う時も，お湯だと汚れがよく落ちることなどを例にとり，温度調整の重要性も伝える．洗顔後のツッパリ感があまりに気になる場合は，洗顔に用いる湯の温度が高すぎる，もしくは洗浄剤が肌に乗っている時間が長すぎる可能性があると伝えている．

③ 洗顔する際には髪の毛などの皮膚への接触による刺激を避けるようにする

→洗浄成分が髪に残存し，皮膚に付着する可能性がある．生え際でのすすぎ残しのないよう，短くとも髪はまとめるべきである．入浴時に洗顔する場合，シャンプーおよびリンスをした後，髪の毛をまとめてから洗顔するよう伝えている．

④ 野外スポーツ後は速やかに洗顔を行うようにする

→特に土のグラウンドでの運動をしている患者ににきびの悪化傾向があることを感じている．速やかな洗い流しを指導している．

⑤ 洗顔後のタオルなどは清潔なものを使用する

→毎回新しくするよう伝えている．手拭きタオルなどを使いまわすべきではない．最近は，顔専用の柔らかいペーパータオルもある．こするようではなく，押さえるように拭くこと．洗顔後すすぎの水分を残したままスキンケアを開始するべきではない．また，顔に触れる前，すなわちスキンケア前，メイクアップ前には必ず手を洗うよう話す．

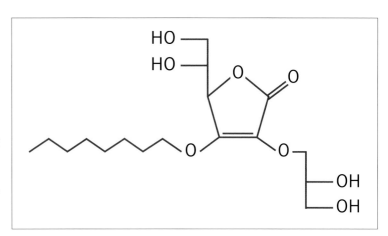

図 1.
2-*O*-グリセリル-3-*O*-オクチルアスコルビン酸(GO-VC)の構造式
INCI：Caprylyl 2-Glyceryl Ascorbate
化粧品表示名称：カプリリル 2－グリセリルアスコルビン酸

当たり前のことかもしれないが，こういったことをきちんと患者に指導することが重要であり，にきびの悪化防止につながると考えられる．

にきび治療に有効なビタミン C 誘導体

1．ビタミン C 誘導体とは

冒頭で述べた通り，にきびの発症にはターンオーバーによる毛穴の閉塞や皮脂の過剰な産生，アクネ菌の増殖，それに伴う活性酸素や過酸化脂質の産生が関与しており，にきび治療の代表的な成分としてビタミン C 誘導体が挙げられる．

ビタミン C 誘導体は，ビタミン C に様々な成分を結合させたものである．通常ビタミン C は皮膚に対して抗アクネ効果だけでなく，美白や抗シワなど様々な皮膚生理学的効果を有する．しかしながら，ビタミン C 誘導体は安定性が悪く，皮膚に塗布した際に紫外線などにあたると活性酸素と似た作用を持つビタミン C ラジカルに変化してしまう．つまり，本来皮膚によい効果をもたらすはずのビタミン C が，逆に悪い効果を皮膚に与えてしまう可能性が考えられる．そういった欠点を克服するために開発されたのがビタミン C 誘導体である．ビタミン C 誘導体は先述の通り，大きく分けて水溶性，油溶性，水溶性と油溶性の両方の性質を持つ両親媒性の 3 つに分けられる．水溶性ビタミン C 誘導体の例として，ビタミン C リン酸が挙げられ，これはビタミン C にリン酸が結合した構造をしている．ビタミン C リン酸は，古くから使用されているビタミン C 誘導体で，特に若年層のにきび治療で使用されている．実際に 50 名の被験者による二重盲検ランダム化比較の臨床試験が実施されており，ビタミン C リン酸 5％配合のローションがにきびに対して有効であることが報告されている[1]．しかしながら，ビタミン C およびビタミン C 誘導体は皮脂の産生を抑えることから[2]，若年層の皮脂の分泌が活発な時期は問題ないと考えられるが，それ以降の中高年層では皮脂の分泌が低下していくため，水溶性ビタミン C 誘導体を使用すると皮膚の乾燥が亢進してしまう可能性が考えられる．一方で，油溶性および両親媒性のビタミン C 誘導体は，油溶性の成分を付与しているため，乾燥は生じにくい．そのため，中高年層では油溶性または両親媒性のビタミン C 誘導体を使用することはお勧めである．特に両親媒性のビタミン C 誘導体は皮膚浸透性の向上が期待されるため，にきび治療はもちろんのこと，色素沈着やシワに対する治療にも向いている．本稿では，両親媒性ビタミン C 誘導体の 2-*O*-グリセリル-3-*O*-オクチルアスコルビン酸(GO-VC)について紹介したい．

2．GO-VC の機能性

GO-VC はビタミン C に保湿効果のあるグリセリンと抗菌活性のあるオクタノールが結合した構造をしている(図 1)．グリセリンは水溶性，オクタノールは油溶性を示すため，GO-VC は両親媒性の性質を示す．前項でビタミン C 誘導体は乾燥を亢進してしまう可能性があると述べたが，GO-VC はグリセリンが結合していることから，乾燥

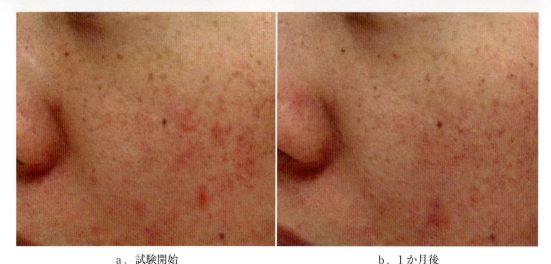

a．試験開始　　　　　　　　　　　　　b．1か月後

図 2．2-*O*-グリセリル-3-*O*-オクチルアスコルビン酸(GO-VC)のにきびに対する効果(女性，25 歳)

が亢進する可能性はなく，むしろ皮膚水分量を増加させ，経表皮水分蒸散量を減少させる[3]．これは，グリセリンによる保湿効果だけでなく，表皮顆粒層に存在するタイトジャンクションを強化する作用にも起因すると考えられる[3]．そのため，乾燥が亢進していく中高年層でも使用できる．もちろん脂性肌の多い若年層においても，GO-VC の油溶性の部分は脂質ではないことから，脂質を新たに皮膚に与えることにはならず，脂質の過酸化の亢進にはつながらないため，問題なく使用することができると考えられる．そのため，肌質を気にすることなく，使用することができるという利点がある．また，GO-VC は抗菌活性を示すオクタノール[2]も結合していることから，アクネ菌に対しても効果を発揮する可能性が考えられ，実際にアクネ菌の増殖を抑制することも確認されている．そのため，GO-VC はにきびに対してよい効果を発揮する可能性があり，当院において臨床試験を実施した．その結果について次項より紹介したい．

3．GO-VC のにきびに対する効果

A．試験方法

被験者は 12〜71 歳(平均 39.8 歳)の女性 13 名で，試験開始前にインフォームドコンセントによる同意を得た．GO-VC を 0.1％配合したジェル製剤を朝晩 1 日 2 回洗顔後に全顔に塗布を行った．試験期間は 1〜5 か月で，試験評価は試験前後の画像撮影装置 VISIA(Canfield Scientific 社製)による顔面の写真撮影と試験後アンケートにより行った．

B．結果および考察

GO-VC のにきびに対する効果を検討するため，GO-VC 配合ジェル製剤を作製し，臨床試験を実施した．その結果，GO-VC により顕著なにきび改善が認められ(図 2〜4)，アンケート結果においても 50％の被験者がにきびの改善実感を感じていた(図 5-a)．これは，前項でも述べた通り，アクネ菌に対する抗菌活性とビタミン C としての抗酸化効果が寄与していると考えられる．また，乾燥に対する実感においても，75％の被験者が効果を感じていた(図 5-b)．これについても，先に述べた通り，GO-VC に結合しているグリセリンによる作用に加えて，タイトジャンクション強化作用が起因しているものと考えられる．そのため，GO-VC はにきび治療として有用であると思われる．

4．当院でのにきび治療におけるビタミン C 誘導体の活用

当院では前項までに述べた通り，にきびの治療を開始する場合には，特段の事情がある場合を除

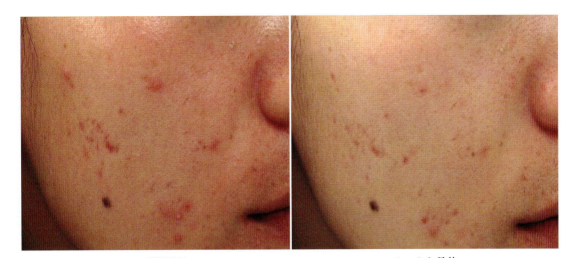

　　　a．試験開始　　　　　　　　　　　　b．3か月後
図 3．2-*O*-グリセリル-3-*O*-オクチルアスコルビン酸（GO-VC）のにきびに対する効果（女性，26歳）

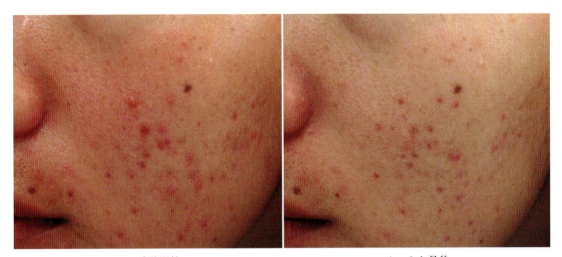

　　　a．試験開始　　　　　　　　　　　　b．3か月後
図 4．2-*O*-グリセリル-3-*O*-オクチルアスコルビン酸（GO-VC）のにきびに対する効果（女性，26歳）

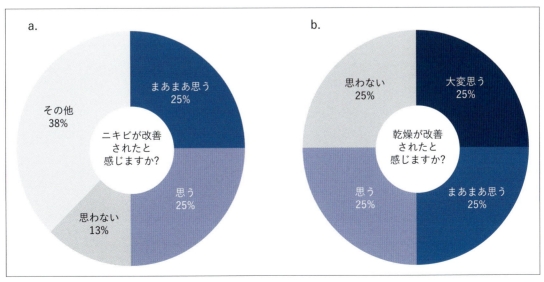

図 5．2-*O*-グリセリル-3-*O*-オクチルアスコルビン酸（GO-VC）使用後のにきびおよび乾燥に対する効果実感に関するアンケート結果
　　　a：にきびに対する効果実感　　　b：乾燥に対する効果実感

き皮膚科ガイドラインに沿った保険治療から始めている．

　治療を開始し，一定の改善が得られてからも，にきびは再発や再燃を繰り返すことが多く，治療ゴールの設定は容易ではない．急性期，慢性期を通じて，患者のライフスタイルに踏み込み，寄り添い，医学的な見地に基づきながら適切なスキンケアを提案することが重要である．洗顔，保湿，紫外線ケアといった基本的な知識を患者に伝えるとともに，スキンケアにビタミンC誘導体が配合された化粧品を取り入れることを勧めている．ビタミンC誘導体には抗酸化効果に加えて皮脂の分泌抑制効果があるため，皮脂を適切にコントロールするためにも最適な成分と言える．特にGO-VCは皮脂を抑制しても乾燥が生じにくいため，肌質を気にすることなく使用することができる．また，医薬品の外用剤の中には乾燥を亢進させてしまうものが多くあるが，そういった場合にも乾燥を抑制してくれるGO-VCは使いやすい．

最後に

　本稿では，にきび治療におけるスキンケア成分としてビタミンC誘導体を紹介した．ビタミンC誘導体は一般的に知名度が高く，患者からも受け入れやすい成分と考えられ，にきびに対する効果も確認されていることから，にきび治療における

スキンケア指導に取り入れやすいと考えられる．肌質で使い分ける場合は，若年層に多い脂性肌の場合は水溶性ビタミンC誘導体，若年層以降の中高年層で多い乾燥肌の場合は油溶性または両親媒性ビタミンC誘導体を使用している．GO-VCは肌質を気にすることなく使用できるため，医師にとっては使用しやすいビタミンC誘導体である．また，GO-VCには抗アクネ効果だけでなく，美白や抗シワ効果，肌再生促進効果，毛穴改善効果など多種多様な効果が認められており，アンチエイジング成分としても有用である．ビタミンC誘導体をにきびとしての治療だけでなく，アンチエイジングの治療としても取り入れることで患者のQOL改善に大きく寄与できると考えている．

参考文献

1) Woolery-Lloyd, H., et al.：Sodium L-ascorbyl-2-phosphate 5% lotion for the treatment of acne vulgaris：a randomized, double-blind, controlled trial. J Cosmet Dermatol. **9**：22-27, 2010.

2) Tokudome, Y., Takahashi, Y.：Antioxidants inhibit subsequent lipid production via sebaceous gland cell differentiation. J Dermat Cosmetol. **1**：66-70, 2017.

3) 永田　武ほか：タイトジャンクションによる表皮バリア機能に対する2-O-グリセリル-3-O-オクチルアスコルビン酸(GO-VC)の作用．フレグランスジャーナル．**48**：56-58，2020.

カスタマイズ治療で読み解く 美容皮膚診療

好評

著 KO CLINIC 院長　黄　聖琥

2022年6月発行　B5判　182頁
オールカラー
定価 10,450円（本体 9,500円＋税）

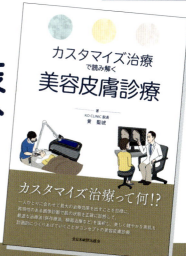

カスタマイズ治療って何!?

最大の治療効果を出すことを目標に1人1人に合わせて治療法を選択していく美容皮膚診療です！そのための肌の診断法、各種治療機器（レーザー、高周波機器など）の使い方などを詳述！

症例編では豊富な経験から**31症例**を選び出し、どのような治療を行い、どのような結果を導き出したかを解説しました。

詳しい内容はこちらまで▶

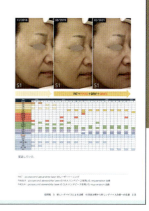

総論

はじめに
1　まず疾患を知る
2　美容皮膚診療の基礎をかためる
3　カスタマイズ治療を学ぼう

症例編

1　Introduction
2　従来治療
　1）IPL（Intense Pulsed Light）を知る
　2）Q-switched Nd:YAG laser によるレーザートーニング（QYT）を知る
　3）トラネキサム酸の効果を知る
　4）従来治療で S2 にとどまる症例
3　新しいデバイスによる治療
　1）picosecond Nd:YAG laser によるレーザートーニング（PYT）を知る
　2）picosecond alexandrite laser によるレーザートーニング（PAT）を知る
　3）fractional Q-switched ruby laser（QRbF）を知る
　4）従来治療から新しいデバイス治療への変遷
　5）侵襲的パルス型双極交流高周波（IBPRF）を知る
　　＜広義の肝斑＞
　　＜狭義の肝斑＞
　　＜AMC 亢進症例における色素脱失改善例＞
　　＜AMC 亢進，光老化に伴う色素沈着と脱失の混在症例＞
　　＜AMC 亢進症例の長期経過．経過とともに，デバイスも変化した＞
4　色素沈着と保存療法を知る
5　後天性真皮メラノサイトーシス（ADM）の治療

 全日本病院出版会　〒113-0033　東京都文京区本郷 3-16-4　Tel：03-5689-5989
http://www.zenniti.com　Fax：03-5689-8030

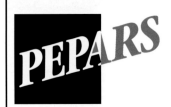

◆特集/にきび 知る・診る・治す
栄養素からみるにきび発生と予防の関連性

山口　翔平*

Key Words：国民健康・栄養調査, 食物繊維(dietary fiber), 便秘(constipation), 高発酵性食物繊維(highly fermentable dietary fiber), 生活習慣(life style)

Abstract　尋常性痤瘡，いわゆるにきびは日本人の約 9 割が罹患する疾患で，その好発年齢は 20 歳未満であることが報告されている．尋常性痤瘡・酒皶治療ガイドライン 2023 では『特定の食べ物を一律に制限することは推奨しない』とされているが，厚生労働省の行う国民健康・栄養調査から 20 歳未満の食事摂取状況や過去の食事摂取状況を比較して，見えてくる食事の傾向から考えられるにきびへの影響に焦点を当てる．20 歳未満の野菜摂取量は平均と比べると少なく，食物繊維不足も考えられた．食物繊維の摂取不足は便秘を助長し，肌荒れに影響することが報告されており，便秘の改善はにきび予防につながる可能性が考えられる．また，摂取エネルギーにおける脂質の割合は平均と比べると多く，長期的に見ても，動物性食品の摂取量は上昇傾向にありにきびと脂質の関連性は否定できない．個々において食べ物とにきびの経過と関連性を考慮する必要があり，健康的な食生活を目指すことを目標として，極端な食事制限による成長期の栄養障害は避けるべきである．

はじめに

　尋常性痤瘡，いわゆるにきびは日本皮膚科学会の尋常性痤瘡・酒皶治療ガイドライン 2023 によると「思春期以降に発症する顔面，胸背部の毛包脂腺系を場とする脂質代謝異常(内分泌的因子)，角化異常，細菌の増殖が複雑に関与する慢性炎症性疾患である」とされている．日本人の約 9 割が罹患することのある疾患であるが，ガイドラインの Clinical Question にて「特定の食べ物を一律に制限することは推奨しない」とされており，特定の食物と痤瘡の経過の関連性は明確ではなく，極端な偏食は避け，バランスのよい食事を摂取することが推奨されており，食事における確実な予防策はないとされている．私自身もにきびを発症する度に悩んだ経験もあり，多くの学生が悩みを抱えているという報告[1]もされている．管理栄養士が行うことができる痤瘡についての指導は診療報酬として対象外となっていることもあり，実臨床では患者と出会う場面は皆無である．特定の食事指導を一律に行うことも推奨されていないが，今回は，好発が認められるライフステージにおいて考えられる食事に関する問題点を照らし合わせて総論とする．

にきび好発年齢における食事摂取状況

　にきびは川島らが行ったインターネット調査によると，平均で男性は 14〜16 歳，女性で 14〜19 歳頃に初発していることがわかる．さらに現在痤瘡に罹患している人は男性で 20 歳未満 38.0%，20 歳以上で 20.7%，女性では 20 歳未満 50.2%，20 歳以上で 26.9%と 20 歳未満の女性に好発していることがわかる[2]．
　特定の食べ物が原因になっている可能性は明確

* Shohei YAMAGUCHI, 〒543-8555　大阪市天王寺区筆ケ崎町 5-30　大阪赤十字病院医療技術部栄養管理課

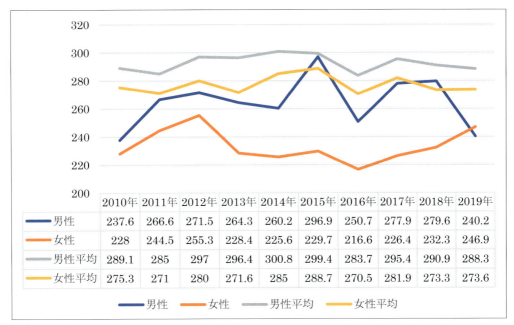

図 1. 2010 年から 2019 年における，15～19 歳と全年齢平均との野菜摂取量(g)の比較
（厚生労働省　国民健康・栄養調査をもとに作成）

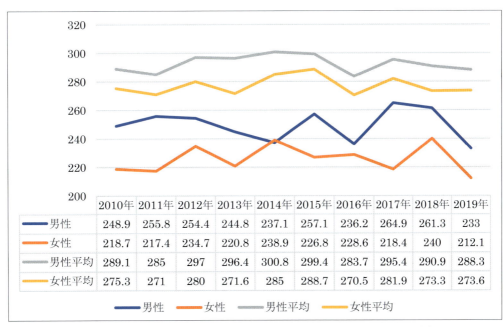

図 2. 2010 年から 2019 年における，20～29 歳と全年齢平均との野菜摂取量(g)の比較
（厚生労働省　国民健康・栄養調査をもとに作成）

となっていないが，好発が見られる年齢に特徴的な食事の慣習がないかを検討してみることはにきび予防につながる可能性があると仮定して検討する．

まずは厚生労働省が行う2019年国民健康・栄養調査の野菜摂取量において20～29歳が男女ともに少なく男性で233.0 g/日，女性で212.1 g/日となっている．次いで男性では15～19歳240.2 g/日，女性では30～39歳223.2 g/日となっている．直近の10年間を比較しても同様の傾向がある（図1，2）．健康日本21では成人の1日の野菜摂取の目標量は1日350～400 g と設定されている．若年層における野菜の摂取量は全体と比べると少ない

表 1. 保健機能食品(栄養機能食品，特定保健用食品，機能性表示食品)について

- **栄養機能食品**
  特定の栄養成分の補給のために利用される食品で，栄養成分の機能を表示するもの．
  例：ビタミン A，ビタミン C，葉酸，n-3 系脂肪酸，亜鉛，カルシウム，鉄など

- **特定保健用食品(トクホ)**
  からだの生理学的機能などに影響を与える保健効能成分(関与成分)を含み，その摂取により，特定の保険の目的が期待できるもの．食品ごとに食品の有効性や安全性について国の審査を受け，許可を得なければいけない．

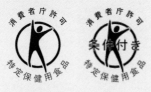

  例：難消化性デキストリン，キシリトール，大豆イソフラボン，中鎖脂肪酸，ビフィズス菌など

- **機能性表示食品**
  国の定めるルールに基づき，事業者が食品の安全性と機能性に関する科学的根拠などの必要な事項を満たしたもの．消費者庁長官に届け出れば審査の必要はない．
  例：BCAA，α-リノレン酸，オルニチン，難消化性デキストリン，乳酸菌

(消費者庁ホームページを参考に作成)

傾向にある．栄養素等摂取量調査で19歳以下の年齢区分が開始された1995年の国民健康・栄養調査から，男女ともに15〜19歳での野菜摂取量が少なくなっており，過去を遡っても同様の傾向がうかがえる．学童期における野菜の摂取量の策定はないもののカリウム，食物繊維，抗酸化ビタミンなどの栄養素は野菜摂取割合からも不足が考えられる．

食物繊維について

食物繊維はヒトの消化酵素で消化されない食物の難消化性成分の総称と定義されており，小腸を通過して大腸へ到達する．大腸では食物繊維は腸内細菌の善玉菌のえさとなり，大腸内の pH を酸性に保ち，大腸の環境調整に役立つとされていることに加えて，大腸粘膜組織に吸収され大腸内のエネルギー源となる働きがある．腸内細菌は日和見菌，善玉菌，悪玉菌により構成され健康な状態ではバランスが保たれている．腸内環境のバランスは疾患やストレス，喫煙，不規則な生活習慣などによっても悪化し，さらに食事では野菜の摂取不足による食物繊維の不足や，動物性食品の過剰摂取などの高蛋白質・高脂質の食事は腸内細菌の悪玉菌を増加させる可能性[3)4)]にもつながると考えられており，腸内環境悪化により便秘を引き起こすことも示唆されている．腸内環境が悪化している状況では悪玉菌によって生成される腐敗産物などによって肌荒れを起こすことも報告されており[5)]，便秘，腸内環境の悪化と肌荒れからにきびができやすい劣悪な環境を作りやすく，食生活を改善することがにきび予防につながることを期待する．

消費者庁の定める保健機能食品の中には特定保健用食品，いわゆるトクホや，機能性表示食品などがありその中でも腸内環境に寄与する分類として"プロバイオティクス"，"プレバイオティクス"という名称で呼ばれる(表1)．

プロバイオティクスとはアンチバイオティクス(抗生物質)と対比する言葉として用いられ，1989年，Fuller によって「腸内フローラのバランスを改善することによって宿主の健康に好影響を与える生きた微生物」(腸内細菌学会より抜粋)として定義されているものであり，生菌を含む乳酸菌飲料やヨーグルト，みそ，納豆などが分類される．プレバイオティクスとは1995年，Gibson らによって「大腸内の特定の細菌の増殖および活性を選択的に変化させることより，宿主に有利な影響を与え，宿主の健康を改善する難消化性食品成分」(腸内細菌学会より抜粋)と定義されているものであり，フラクトオリゴ糖，ガラクトオリゴ糖などの

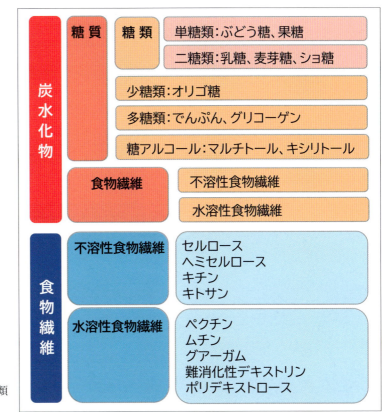

図 3. 食物繊維の分類

表 2. 難消化性糖質および食物繊維のエネルギー換算係数の見直し等に関する調査・検証事業報告書

食物繊維素材	発酵分解率	エネルギー推定値
グアーガム，グアーガム分解物，イヌリン，小麦胚芽，難消化性でんぷん（湿熱処理でんぷん）など	75％以上	2 kcal/g
難消化性デキストリン，アラビアガムなど	25％以上 75％未満	1 kcal/g
ポリデキストロース，セルロース，寒天，サイリウム種皮，キサンタンガム，アルギン酸ナトリウム	25％未満	0 kcal/g

（2020 年 4 月　消費者庁　より改変）

難消化性オリゴ糖や工業的に生成される難消化性デキストリンや植物性由来のペクチン，イヌリンなどの食物繊維がこれに該当する．食物繊維は不溶性食物繊維と水溶性食物繊維に分類され（図3），不溶性食物繊維は腸内の水分や老廃物を吸着して便のかさを増やし，腸を刺激して蠕動運動を活発にし，排便を促進することが知られている．水溶性食物繊維は腸内細菌のえさとなり発酵し，酢酸や酪酸などの短鎖脂肪酸を産生させることや保水性に優れ粘度がつくことによって小腸での糖質の吸収が穏やかになり，血糖値上昇を抑制することも報告されている．腸内細菌による発酵は摂取する食物繊維の種類によっても変化し，炭水化物としての糖質は 4 kcal/g の熱量を産生することは知られているが，食物繊維は種類によって高発酵性のものでは 2 kcal/g，低発酵性のものでは 0 kcal/g のものも存在する．したがって腸内環境への影響を考慮すると高発酵性食物繊維を摂取することは腸内環境正常化へつながることが考えられる（表 2）．高発酵性食物繊維であるイヌリンを使用して肌質が改善したとされる報告[6]もあり，食物繊維と肌質との関係性についてのさらなる研究が行われることを期待したい．

表 3. 食物繊維の食事摂取基準(g/日)

目標量	男 性	女 性
0～2 歳	なし	なし
3～5 歳	8 以上	8 以上
6～7 歳	10 以上	10 以上
8～9 歳	11 以上	11 以上
10～11 歳	13 以上	13 以上
12～14 歳	17 以上	17 以上
15～17 歳	19 以上	18 以上
18～29 歳	21 以上	18 以上
30～49 歳	21 以上	18 以上
50～64 歳	21 以上	18 以上
65～74 歳	20 以上	17 以上
75 歳以上	20 以上	17 以上

(日本人の食事摂取基準 2020 年版を参考に作成)

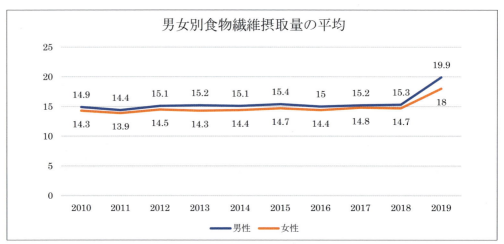

図 4. 食物繊維摂取量の平均値の推移
(国民健康・栄養調査(2010～2019 年)を参考に作成)

食品に含まれる食物繊維

　日本人の食事摂取基準2020年版より，成人では生活習慣病予防の目標量として食物繊維を 24 g/日以上，14 g/1,000 kcal 以上を目標量とすべきとされているが，成人における摂取量はかなり低いため，各年代で目標量を定めている(表3)．国民健康・栄養調査では2019年の摂取量は急増しているものの，それ以前は少ない傾向にあった(図4)．年代別に食物繊維の摂取量を比べると各年代において理想とする目標量までは到達していない(図5)．20歳代で野菜摂取量が不足していることが考えられる．その背景としては社会人となり，生活習慣の変化によって食事の欠食率も増加傾向にあることから食物繊維の摂取量が低下していることが推測される．

　2019 年国民健康・栄養調査における 20 歳以上の食物繊維の平均摂取量は18.8 gであり，そのうち不溶性食物繊維は11.8 gと約 62％の割合である．水溶性食物繊維と比べると約 3 倍の摂取量となっており，食物繊維総量は食品群別の割合からは野菜類5.4 g，穀類3.9 g，いも類1.3 g，果実類1.3 g，豆類1.1 gの順でどちらの食物繊維も野菜類からの摂取が多い傾向となっている(図6, 7).

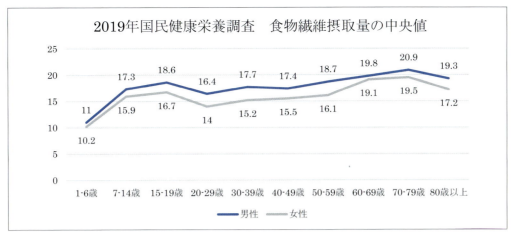

図 5. 2019 年国民健康栄養調査における食物繊維摂取量の年齢区分別中央値(g)

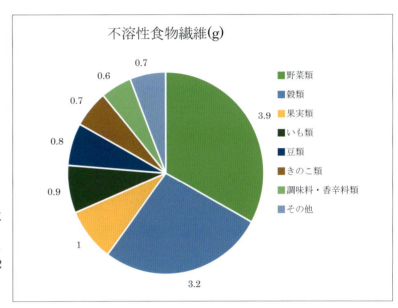

図 6.
2019 年食品群別不溶性食物繊維摂取量(g)
(2019 年国民健康栄養調査における食品群別栄養素等摂取量表 9 の 2 20 歳以上を参考に作成)

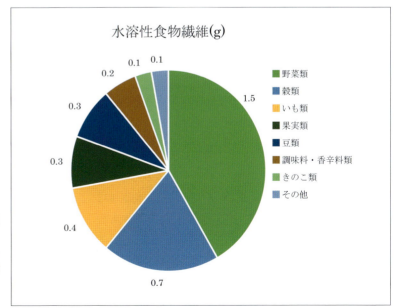

図 7.
2019 年食品群別水溶性食物繊維摂取量(g)
(2019 年国民健康栄養調査における食品群別栄養素等摂取量表 9 の 2 20 歳以上を参考に作成)

表 4. 食物繊維の一覧とその含有食品例

不溶性食物繊維例	含有食品例	水溶性食物繊維例	含有食品例
セルロース	豆類, 野菜, きのこ, 海藻	ペクチン	果物, 野菜
ヘミセルロース	豆類, 野菜, きのこ, 海藻	ムチン	オクラ, 里芋の粘成分
リグニン	豆類, 野菜	グアーガム	樹皮, 果樹
キチン	エビ, カニの甲殻類, いか, きのこ	アルギン酸	昆布, 若布などの粘成分
		フコイダン	もずく, めかぶなどの粘成分
		イヌリン	ごぼう, 玉葱, 菊芋
		難消化性デキストリン	工業的製法, 健康食品など
		ポリデキストロース	工業的製法, 健康食品など

表 5. 野菜類, 穀類, いも類に含まれる食物繊維一覧

野菜類 食品名	不溶性食物繊維(g)	水溶性食物繊維(g)	穀類 食品名	不溶性食物繊維(g)	水溶性食物繊維(g)
ブロッコリー 花序(緑の部分) 生	4.3	0.9	玄米 水稲めし	1.2	0.2
オクラ 生	3.6	1.4	精白米 水稲めし	0.3	0.9
ごぼう 生	3.4	2.3	押麦 乾	3.6	4.3
トウミョウ 茎葉 生	3.1	0.2	押麦 ゆで	2.1	2.1
かぼちゃ 生	2.6	0.9	食パン	1.9	0.4
ほうれんそう 生	2.1	0.7	ライ麦パン	3.6	2.0
にんじん 皮つき 生	2.1	0.7	全粒粉パン	3.6	0.9
にんじん 皮なし 生	1.9	0.6	うどん ゆで	0.3[*1]	1.0[*1]
キャベツ 生	1.4	0.4	そば ゆで	1.5	0.5
			マカロニ・スパゲッティ ゆで	1.2	0.5

いも類 食品名	不溶性食物繊維(g)	水溶性食物繊維(g)
こんにゃく 製粉こんにゃく	2.1	0.1
さつまいも 皮つき 生	1.8	0.9
さつまいも 皮なし 生	1.6	0.6
長芋 生	1.8	0.2
里芋 生	1.5	0.8
じゃがいも 皮つき 生	4.4[*1]	5.4[*1]
じゃがいも 皮なし 生	0.8	0.4
緑豆 はるさめ ゆで	1.5	Tr[*2]

*1 AOAC2011.25 法により算出. 水溶性食物繊維については高分子, 低分子の総和を掲載
*2 Tr：微量. 最小記載量の 1/10 以上含まれているが, 5/10 未満であるもの.
(文部科学省 日本食品標準成分表(八訂)増補2023 年を参考に作成)

　不溶性食物繊維は野菜, 穀物, 果物などに多く見られ, 細胞壁を構成する成分の1つのため食物の皮や茎などに含まれている. 水溶性食物繊維は視覚的にわかりやすいものでは粘性を示すもので, オクラ, 里芋, 海藻に多く含有している(表4). 日々の食生活において野菜の摂取不足は前述されている通りであり, 野菜摂取量の増加が食物繊維の摂取量の増加につながると考えられる. そ れに加え日頃の食生活において意識したい点では玄米や全粒粉などの精製度の低い穀物を摂取することで普段の食事に加えて食物繊維を摂取することができることや, 皮つきの野菜や果物を摂取するなど普段の食事を工夫することで食物繊維を摂取することも可能である. 皮にはもともと中身を守るための働きとして, 雑菌や汚れが付着していることが多いため, 摂取する際はよく洗い, 傷ん

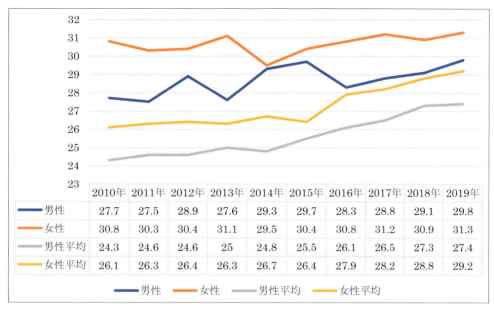

図 8. 2010 年から 2019 年における，15～19 歳と全年齢平均との脂質エネルギー比(%)の比較
（厚生労働省　国民健康・栄養調査をもとに作成）

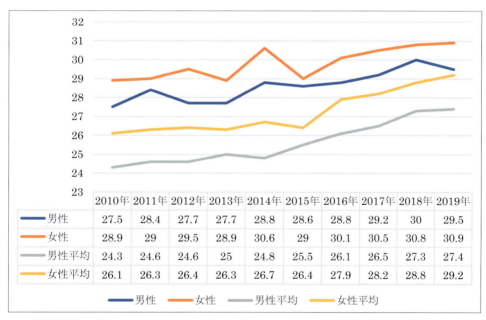

図 9. 2010 年から 2019 年における，20～29 歳と全年齢平均との脂質エネルギー比(%)の比較
（厚生労働省　国民健康・栄養調査をもとに作成）

でいる場合は取り除く方がよいと考えられる．皮を食べることに抵抗がある場合は普段皮を除去する食材において，一部分にあえて皮を残すことで，彩りや食感にも変化が出て，普段とは変わった料理になり食物繊維を上手に摂取することができると考えられる．

文部科学省の日本食品標準成分表（八訂）増補2023年より野菜類，穀類，いも類の代表的な食品と食物繊維含有量を記載し（表5），詳細についてはインターネットより閲覧可能なため参照されたい．

国民健康調査における脂質エネルギー比

2019年国民健康・栄養調査における摂取エネルギーにおける脂質エネルギー比率の割合は15～

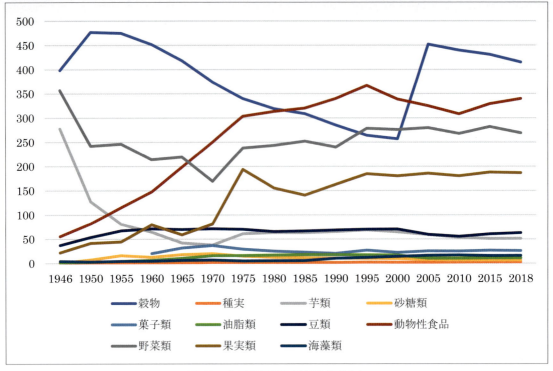

図 10. 食品群別摂取量年次推移（g）
（食品成分表 2021 資料編．女子栄養大学出版部より参考）

19 歳が男女ともに多く，男性 29.8％，女性 31.3％となっている．次いで男性では 20〜29 歳 29.5％，女性では 30〜39 歳 31.1％となっており，この 10 年において増加傾向にある（図 8，9）．野菜摂取量と同様に男女の区別が開始された 1995 年の国民健康・栄養調査と比較しても，男女 7〜14 歳が最も脂質エネルギー比が高いが，次いで 15〜19 歳が高い割合となっている．チョコレートがにきびに悪影響を与えると巷ではよく聞かれることもあるかと思うが，チョコレートにより痤瘡を誘発したとする報告もあれば，悪化因子になることを否定されているものもある．他にも砂糖，糖質，牛乳，不飽和脂肪酸など，痤瘡との関連性を報告されている食材，栄養成分が挙げられている．高血糖状態が脂腺増殖，皮脂分泌亢進などによって痤瘡との影響することが推測されている[7]．国民健康・栄養調査の食品群別摂取量を年別に比較してみると（図 10），近年ではあまり変化がないが，長期的に見ると動物性食品の摂取量は上昇傾向にあり，この 10 年でも動物性食品の摂取量は上昇している．脂質エネルギーが上昇している背景には動物性食品の上昇との関係が示唆され，にきび発症については近年の食事の多様化における脂質摂取量の影響は否定できない可能性がある．健康的な食生活を目指すことが理想的であり，極端な食事制限を行うことはにきび好発年齢の成長期において栄養障害を助長しかねない．患者それぞれにおける特定の食品を摂取したことによりにきびの発症・悪化が見られる場合には特定の食品の摂取頻度を控えることが有効となる可能性もあるが，食べ物とにきびの経過と関連性を考慮する必要性があり，単一的に除去を奨めるべきではないと考えられる．

おわりに

特定の食べ物とにきび発症の関連性は断定できないものの，不規則な生活習慣，食物繊維不足，動物性食品過多などの影響で腸内環境が劣悪な状況ではにきびを助長する可能性があることや，食事摂取状況や便秘の改善によって肌質も改善する

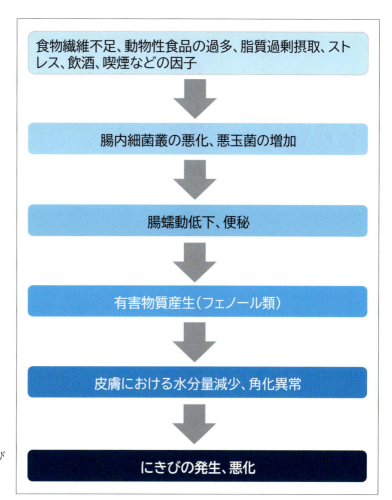

図 11.
食べ物や生活習慣によるにきびの発生，悪化のイメージ

ことが報告されており，生活習慣の改善や排便コントロールすることによってにきび発症予防・改善(図11)につながることを期待し，今後の食べ物とにきびについてより一層研究が進むことを望んでいる．

参考文献

1) 林　伸和ほか：痤瘡罹患している中高生とその母親を対象として意識調査．日臨皮医誌．**29**：528-534，2012
2) 川島　眞，宮地良樹：一般人を対象とした，痤瘡とその対処方法に関するインターネット調査．日臨皮医誌．**34**(6)：732-741，2017.
3) 光岡知足：腸内フローラの研究と機能性食品．腸内細菌誌．**15**：57-89，2002.
4) 東村泰希：高脂肪食は腸内細菌叢の構成や代謝に影響を及ぼす．Microbiome Sci. **2**(1)：13-18，2023.
5) 飯塚量子：腸内細菌が皮膚生理に及ぼす影響．腸内細菌誌．**25**(2)：105，2011.
6) 髙橋美貴ほか：イヌリン含有サプリメント摂取による腸内環境および排便症状や肌質に及ぼす改善効果．薬理と治療．**50**：927-935，2022.
7) 小林美和：Q24 食事・月経と痤瘡の関係を教えてください．皮膚臨床．**62**(6)：814-819，2020.

◆特集／にきび　知る・診る・治す
原因・疫学

年齢による痤瘡原因の違い

野村　有子*

Key Words：にきび(acne)，油分量，水分量，アダパレン(adapalene)，過酸化ベンゾイル(benzoyl peroxide)

Abstract　にきびは，小中学生はTゾーンに好発し面皰主体，高校生以降はUゾーンや躯幹にも生じ，面皰から赤色丘疹，膿疱へと進行しやすくなり，にきび痕を残すこともある．にきびができ始めたら，早期に過酸化ベンゾイルやアダパレンなどの外用療法を開始することで，にきび痕を残しにくくなる．難治例の場合は抗生剤の短期間内服，ビタミン剤や漢方薬内服による体質改善も考慮する．
　にきびの悪化要因はストレス，寝不足，触ることなどが挙げられるが，年代による違いも見られる．学生生活や部活動，受験，仕事，社会生活などにも配慮しなければならない．ストレスをためずにリラックスすること，十分な睡眠や食生活の指導，ノンコメドジェニックのメイク用品を使用した化粧指導など，年齢によるバックグラウンドの違いを考慮しながら，患者に寄り添った指導を行うことも大切である．

はじめに

小学6年生から大学生の916名を対象としたにきびのアンケート結果[1]によると，にきびが初めてできた年齢は，男性は7〜20歳(平均13.3歳)，女性は8〜20歳(平均12.7歳)である．男女とも，高校生で8割，大学生では9割以上の人がにきびを経験している．このように，にきびは思春期に多い疾患であるが，年齢を経ても難治である症例も散見される．年齢によるにきびの違いについて述べようと思う．

にきびができる部位

にきびは皮脂腺が発達している部分に生じる疾患である．額から鼻にかけてのTゾーン(図1)，頬から顎にかけてのUゾーン(図2)，そして胸(図3)と背中(図4)が好発部位である．
　にきびのアンケート結果[1]によると，にきびができている部位は，小学生の多くは額に生じており，頬・顎，そして首にもわずかに認められる．中学生・高校生になると額は半数以上にできているが，頬にも増え，胸や背中にもでき始める．大学生になると，額よりも頬や顎にできることが多くなり，胸や背中にも増えてくる．すなわち，小学生はTゾーンににきびができやすく，年齢が上がるに従いUゾーンならびに躯幹にできる傾向がある．

＊ Yuko NOMURA，〒221-0825　横浜市神奈川区反町 4-27-14 チャリオタワー 2F　野村皮膚科医院，院長

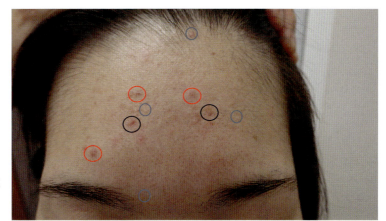

図 1.
額に面皰(〇)や赤色丘疹(〇)ができ始める．一部にきび痕(〇)も混在している．

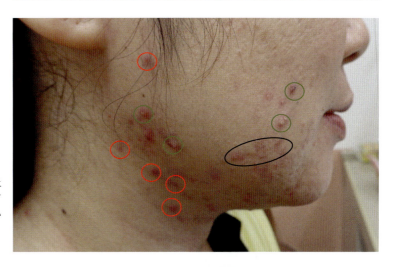

図 2.
頬から顎・首にかけて，赤色丘疹(〇)と膿疱(〇)が混在している．にきび痕(〇)も残っている．

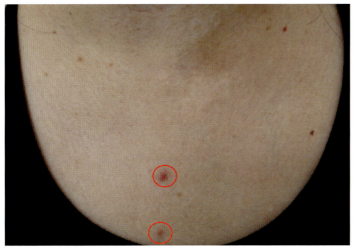

図 3. 胸のにきび
胸に赤色丘疹(〇)を認める．

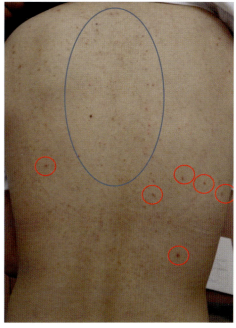

図 4. 背中のにきび
背中に面皰(〇)と赤色丘疹(〇)が混在している．

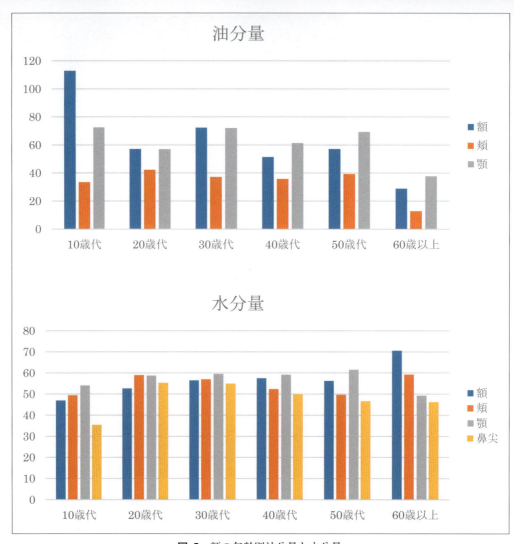

図 5. 顔の年齢別油分量と水分量
Sebumeter & Corneometer, (Courage-Khazaka 社)を使用し，室温 18～22℃，湿度 45～55％の環境下の個室で，油分量・水分量を測定

顔の油分量と水分量について

当院で行った 50 例(すべて女性，平均年齢 42.2 歳)の肌測定のデータ[2]の結果を示す(図 5)．10 歳代では，額の油分量は多いが水分量は少ない．20 歳代になると，額の油分量は減り，頬の油分量が多くなってくる．30 歳代になると額と顎の油分量はほぼ同等となり，40 歳代以降では，額よりも顎の油分量の方が多くなる．20 歳代，30 歳代の水分量は額・頬・顎・鼻尖とも多いが，40 歳代以降では頬と鼻尖の水分量が減少傾向となる．

にきびの悪化要因

にきびのアンケート結果[1]によると，にきび経験者の 55％はストレスで悪くなると感じており，その次に寝不足，触ることが挙げられるが，年齢による違いもある．

- 小中学生
① 寝不足
② 触ること
③ ストレス
④ 汗
⑤ 不規則な食事・間食

• 高校生

① 寝不足

② ストレス

③ 汗

④ 触ること

⑤ 間食

⑥ 不規則な食事

• 大学生

① ストレス

② 触ること

③ 不規則な食事

④ 寝不足

⑤ 汗

⑥ 間食

　にきびが悪化する食べ物は，① チョコレート，② 揚げ物・脂っぽい食べ物，③ ファストフードで，高カロリー食とナッツ類がそれに続いている．にきび経験者の女性の42.2%は，生理とにきびの悪化に関係があると考えている．大学生の女性は，28.6%はメイクでにきびが悪化する，26.3%は悪化しないと回答している．

季節とにきびの関係

　当院におけるにきびの初診患者数について月別に調査[3)]したところ，3月が最も多く次に6月が多かったが，年齢によって大きな違いが見られた．

　12歳以下では，12月が最も多く次に3月であった．13〜18歳の中高生は4月が最も多く，次に3月と12月が多かった．小中高校生の場合は，にきびができ始めてから皮膚科に受診するまでの期間は，当院の問診より，数か月から数年の時間を要している例が多い．受診のタイミングは，春休みもしくは冬休みに多いと考えられる．

　19〜24歳の大学生もしくは社会人になりたての青年世代では，3月の初診数が最も多く次に7月であった．3月は新年度もしくは入社前に治したいという気持ちの表れだと考えられる．さらに暑くなる夏ににきびが増えやすい傾向があると考えられる．

　25〜34歳の世代では，3月の初診数が最も多く次に2月であった．2月に多い理由は，バレンタインデーでチョコレートを多く摂取する機会が増えることが要因として挙げられる．

　35〜44歳では，6月の初診数が最も多く次に3月であった．45〜54歳では，やはり6月が最も多く次に5月であった．この中年世代では，6月のじめじめ湿気の多い梅雨時に，にきびが悪化しやすいようである．

　55歳以上では，3月の初診数が最も多く，次に1月と5月であった．1月は正月で過食気味になること，5月のゴールデンウィークで強くなった紫外線を浴びる機会が増えることなどが要因として考えられる．

年代別の皮膚の状態と特徴，対策方法について

　年代別のにきび治療では，年代ごとの肌の状態やにきびのできやすい部位，にきびの種類について把握した上で治療することが必要である[4)]．さらに年代別に注意するポイントや対策方法を押さえて，1人1人の患者に寄り添った治療を行うことで，にきびに対する治療効果が上がると考えられる．

1．小学生

A．皮膚の状態と特徴

　額の皮脂の分泌量が多くなってくるが，水分量はまだ少ないため，皮膚の乾燥症状も混在しやすい．したがって，額に毛穴が詰まる面皰が主体のにきびができやすい．にきびができ始めると，気になって触ってしまうことも多い．つぶしてしまうと，にきび痕を作ってしまう例もある．また，寝不足や間食で悪化する傾向があるので注意が必要である．

B．対策方法

　にきびができ始めたら，にきびについての正しい知識を教えることが大切である．放置したりつぶしたりすると悪化してにきび痕が残り，皮膚が汚くなってしまうことを伝える．そして，そうならないように，早めの治療が大切であることを説

明する．親御さんへの説明も大切であるが，本人のにきび治療へのやる気を引き出すように説明することもポイントとなる．

洗顔がうまくできていない例もあるので，ノンコメドジェニックの洗顔石けんで朝と夜の1日2回洗顔を行うことを指導する．洗顔後，皮膚の乾燥が気になる場合は，ノンコメドジェニックの保湿を使用する．にきび用外用薬であるアダパレンや過酸化ベンゾイルは，基本的に12歳以上になったら使用可能である．

また，バランスのよい食事や十分な睡眠など，規則正しい生活を心がけるように指導を行う．

2．中学生・高校生

A．皮膚の状態と特徴

皮脂分泌が活発となり，額，頬，顎ににきびができやすくなり，さらに胸や背中にもにきびができ始める．面皰や赤色丘疹が混在し，悪化すると膿疱，囊腫へと進行しやすい．また，寝不足やストレスが悪化要因になることが多いため，部活動や試験，受験などの学生生活に配慮して治療することが大切である．

B．対策方法

アダパレンや過酸化ベンゾイル，クリンダマイシン・過酸化ベンゾイルの合剤などの外用療法を行い，にきびを悪化させないように早く治すことが大切である．難治性の場合は抗生剤の短期間内服も考慮する．

また，早寝早起きの規則正しい生活を心がけること，ストレスをためないようにするなどの生活指導も行うと効果的である．

3．大学生〜社会人1,2年目(20歳代前半まで)

A．皮膚の状態と特徴

皮脂の分泌が活発で，顔全体から首にかけてにきびができやすく，さらに胸や背中にもにきびが増えてくる．面皰より赤色丘疹が多くなり，長引くと膿疱，囊腫，結節，にきび痕も混在することが多い．

生活面では，1人暮らしが始まって食生活のバランスが悪くなったり，化粧をしたり，アルバイトで夜遅くなったり，にきびを悪化させる要因が増える．

B．対策方法

面皰にはアダパレン，赤色丘疹や膿疱には過酸化ベンゾイルやクリンダマイシン・過酸化ベンゾイルの合剤，乾燥する場合はノンコメドジェニックの保湿ローションを併用し，難治性の場合は抗生剤の短期間内服，ビタミン剤や漢方薬内服による体質改善も考慮する．化粧はノンコメドジェニックのメイク用品を使用する．また，睡眠や食生活指導も大切である．

4．20歳代後半〜30歳代

A．肌の状態と特徴

皮脂分泌は多いが乾燥も混在し，にきび痕やシミや赤みが残りやすくなる．顔全体から首，胸や背中にかけてにきびができやすい．面皰より赤色丘疹が多く，長引くと膿疱，囊腫，結節，ニキビ痕も混在する．

仕事に翻弄されてストレスがたまり，生活リズムも乱れて，にきびが治りにくくなっている例も多い．睡眠や食生活の指導も大切である．また，女性の場合は，治療する際には妊娠への配慮が必要である．

B．対策方法

赤色丘疹や膿疱には過酸化ベンゾイルやクリンダマイシン・過酸化ベンゾイルの合剤，乾燥する場合はノンコメドジェニックの保湿ローションを併用し，難治性の場合は抗生剤の短期間内服，ビタミン剤や漢方薬内服による体質改善も考慮する．妊娠の可能性がある場合は，アダパレンは禁忌である．化粧はノンコメドジェニックのメイク用品を使用する．

また，仕事のストレスをためずに時にはリラックスすること，十分な睡眠や食生活指導も大切である．

5．40歳代〜50歳代

A．肌の状態と特徴

40歳代以降は，頬の水分量・油分量は減少し乾燥しやすくなり，一方で顎部分の油分量は多いた

め，Uゾーンににきびが集中しやすい．面皰はほとんど見られず，赤色丘疹や膿疱が多く見られ，色素沈着や陥没などのにきび痕も残りやすい．

6月ににきびが悪化して皮膚科を受診する傾向が見られるため，春からのにきび対策が重要であると考えられる．

B．対策方法

赤色丘疹や膿疱には過酸化ベンゾイルやクリンダマイシン・過酸化ベンゾイルの合剤，難治性の場合やにきび痕にはアダパレン・過酸化ベンゾイルの合剤を使用する．場合によっては抗生剤の短期間内服，ビタミン剤や漢方薬内服による体質改善も考慮する．顔全体にはノンコメドジェニックの保湿ローションを使用し，頬などの乾燥部分にはノンコメドジェニックの乳液や保湿クリームを併用する．化粧はノンコメドジェニックのメイク用品を使用する．

また，ストレスをためずにリラックスすること，十分な睡眠や食生活指導，化粧指導も大切である．なお，陥没したにきび痕や色素沈着には，保険診療以外にビタミンC誘導体外用や，ケミカルピーリング，レーザー治療なども考慮する．

さいごに

にきび治療には，患者背景を把握しておくことも大切である．年齢によるにきびの分布や症状の違い，原因や悪化要因の違いを考慮して治療することで，1人でも多くのにきび患者が早く改善できれば嬉しい限りである．

参考文献

1) 谷崎英昭ほか：本邦における尋常性痤瘡のアンケートによる疫学的調査成績 2018. 日皮会誌. **130**：1811-1819，2020.
2) 野村有子：顔の部位別にみる，肌の強さ・弱さとクレンジングによる肌トラブル．コスメティックステージ. **8**：39-44，2014.
3) 野村有子：【ニキビ治療の最新ノウハウ】特集に寄せて．Visual Dermatol. **20**：110-114，2021.
4) 黒川一郎ほか：見てわかる！ニキビ診療虎の巻. 58-63，南江堂，2023.

◆特集/にきび 知る・診る・治す
原因・疫学

皮膚のバリア機能

傳田　光洋*

Key Words：表皮(epidermis)，ケラチノサイト(keratinocyte)，角層(stratum corneum)，バリア(barrier)，サイトカイン(cytokine)

Abstract　人間の皮膚には4つのバリア機構がある．それらは表皮に存在する．表皮細胞ケラチノサイトが分化して構築される角層は体内からの水の漏出を防ぐ．ケラチノサイトが作る抗菌ペプチドは，病原体に対する防御機構である．表皮内のランゲルハンス細胞と表皮常在性T細胞は免疫システムの最前線である．紫外線を防ぐメラノサイトは表皮の最下層にある．表皮を構成するケラチノサイトには外部刺激に応答する様々な受容体がある．また，神経細胞にある「興奮」と「抑制」という電気化学的状態がある．皮脂に由来する不飽和脂肪酸はケラチノサイトの興奮を惹起し，炎症を起こすサイトカインの合成のきっかけになる．またケラチノサイトにはTool様受容体という病原菌由来の分子によって作動する受容体もあり，アクネ菌によって活性化され，これも炎症のきっかけになる．ケラチノサイトの機能の研究はにきびの発生機序，治療に新たな視点をもたらすと考えられる．

はじめに

人間の皮膚のバリア機能には4つの種類が挙げられる．それらはすべて皮膚の表層を形成する表皮に存在する．まず表皮表面に構築された角層，これは水を通さないバリアである．人間を含めほとんどすべての動物の体内には，生命誕生の時の海が保たれている．この海が流れ出すと生命の維持ができなくなる．角層の大事な機能はこの水を流れ出すことを防ぐバリア機能であると言える．

角層は，死んで平たくなったケラチノサイトとその間を埋める細胞間脂質から構成されている．表皮最深部でケラチノサイトは分裂し表面に向かって移動する(図1)．表面近くの顆粒層と呼ばれる部分で，ラメラ顆粒という脂質を含む顆粒が形成される(図2)．表皮最表層でケラチノサイトはアポトーシスを起こし，角化細胞となる．その際，ラメラ顆粒内部の脂質が細胞外に放出され，それが細胞間脂質になる(図3)．細胞間脂質はセラミド，コレステロール，遊離脂肪酸から構成される．それらの脂質が細胞間で層状構造を形成する．そのため角層は同じ厚さのプラスチック並みの水の通しにくさを持つ．細胞間脂質はセラミドだけだという誤解もあるが，これは間違いである．セラミドだけを皮膚に塗布すると，むしろバリア機能は低下する．カリフォルニア大学サンフランシスコ校の研究者たちは，セラミド，コレステロール，遊離脂肪酸の相対的な比率が重要であることを示している[1]．

角層の防御機能にはもう1つ，皮膚を環境の乾燥から防ぐバッファー機能とでも言うべきものがある．角層の角化細胞の中の遊離アミノ酸のような天然保湿因子とタンパク質がある程度の水を維持している．これがバッファー機能を担ってい

---

* Mitsuhiro DENDA，〒164-8525　東京都中野区中野4-21-1　明治大学先端数理科学インスティテュート，客員研究員

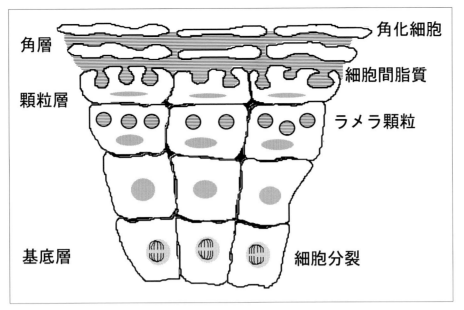

図 1. 角層の形成

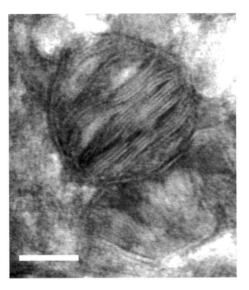

図 2.
ラメラ顆粒

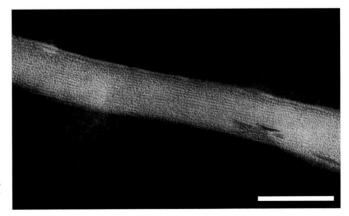

図 3.
角層細胞間脂質

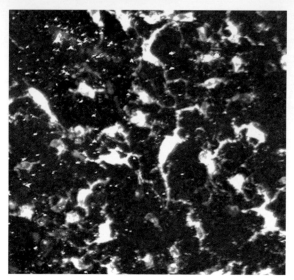

図 4. メラノサイト

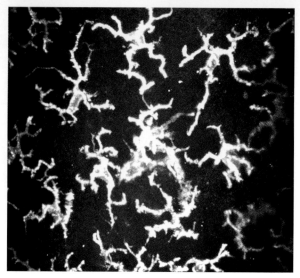

図 5. ランゲルハンス細胞

る．例えばアトピー性皮膚炎などバリア機能に異常を示す皮膚疾患では，角層の水分量も低下するのが常である．かつて細胞間脂質に含まれるセラミドが角層水分の維持に寄与しているという俗説があったが，これはその後，ライデン大学の研究者らによって否定されている[2]．

2つ目のバリア機能は，紫外線を防御するシステムである．表皮の一番深い部分にあるメラノサイトと呼ばれる細胞，それが作り出すメラニンによって構築されたシステムである(図4)．さらに表皮を形成する細胞ケラチノサイトが作るウロカニン酸という物質も紫外線防御に役立っている．

メラノサイトにはメラニンを作る以外にも重要な役割がある．それは表皮を酸性に維持することである．人間の皮膚表面は酸性で，pHが5程度である．これが角層を形成する必須の条件である．角層を形成するにあたって必要な様々な酵素が機能するための最適なpHが酸性なのである．そのため，皮膚表面を中性からアルカリ性に保つと角層バリア機能が低下してしまう．逆にバリア機能が低下するアトピー性皮膚炎などの場合，pHが高い．アトピー性皮膚炎のモデルマウスを用いた実験では，皮膚表面を酸性に維持すると病変が改善された[3]．

3つ目は外部からの病原体などに対するためケラチノサイトが作る抗菌ペプチドである．これは病原菌の細胞膜と相互作用し病原菌を殺し排除する役目を担っている．

4つ目は免疫システムである．表皮の中には免疫システムの最前線と言えるランゲルハンス細胞が枝を伸ばしている(図5)．さらに表皮常在性の免疫細胞T細胞がこのランゲルハンス細胞とネットワークを作り強い免疫防御システムを形成している．

これらの皮膚防御機構の中の3つ，角層バリア，ランゲルハンス細胞による免疫系，そして抗菌ペプチドは相補的な関係にある．角層が壊れると病原体が侵入する可能性が高くなることが予想されるが，角層を破壊すると，それを補おうとするかのようにランゲルハンス細胞の数が増え，抗菌ペプチドの合成量も増える．その際，水蒸気を透さないプラスチック膜で覆うと，それらの変化は起きない．

表皮の防御機構は相補的に幾重にもほどこされているが，弱点がある．精神的なストレスである．まず角層バリアの場合，ストレスを受けていると破壊後の回復が遅くなる．次いでランゲルハンス細胞の数もストレスで減る．さらに抗菌ペプチドの合成もストレスで抑制されてしまう．そのため，ストレスを与えたマウスと普通のマウスに病

原菌を塗布したところ，普通のマウスでは起きなかった感染症がストレスマウスでは激しく生じてしまったという報告がある[4]．

表皮は主としてケラチノサイトで構築されている．その中に，ランゲルハンス細胞と，常駐細胞侵害性 T 細胞がある．免疫系で重要な役割を果たすサイトカインは実はケラチノサイトも産生することができる．T 細胞にはいくつもの種類があるが，それぞれ異なるサイトカインによって作られる．それぞれの T 細胞が，サイトカインを放出する．サイトカインは炎症，つまり血管が緩んで皮膚が赤く腫れたり，免疫系細胞を集めたりする現象を起こす．

30 年ほど前，角層のバリア機能を破壊した後の表皮ケラチノサイトの遺伝子発現を調べたら，免疫系で炎症や血管の拡張に関わっているサイトカインである TNFα や IL-1α が合成されていることがわかった[5]．

さらに，病原菌を見出す役割を持つ Tool 様受容体(TLR)，これもケラチノサイトにも発現している．それまでは TLR は表皮ではランゲルハンス細胞などにあると考えられていた．そして，TLR が病原菌の存在を感知すると，サイトカインなど免疫システムを作動させる物質が放出される．その TLR は表皮の中に点在するランゲルハンス細胞だけではなく，表皮を構築するケラチノサイトにもあった[6]．つまり表皮全体の細胞が病原体感知システムを持っている．

角層とケラチノサイト

角層の厚さは身体の場所によって大きく異なる．おおよそ 10〜20 ミクロンであるが，手のひらや足の裏，特にかかとではミリ単位の厚さがある．

角層はやがて垢となって剝がれ落ちていく．表皮の底で細胞が生まれて表面にたどり着いて角層になってやがて垢になる，以上のプロセスは健康な皮膚では一定の速度，およそ 1 か月間で絶え間なく繰り返されている．つまり角層は常に更新されているのである．

健康な皮膚では一定の速度でこの一連の更新が絶え間なく維持されている．角層バリアはセロテープで角層を無理やり剝がしたり，細胞間脂質をアセトンなどの有機溶媒で洗い流すことによって，簡単に破壊できる．バリア機能が破壊されると，その直後から，表皮最上層のケラチノサイトに蓄えられていたラメラ顆粒の放出が促進される．これはバリア機能を早く回復させるための応急処置である．次いで数時間後から新しい脂質の合成が開始される．バリア機能が完全に元に戻るまで，これらの措置が続けられる[7]．

角層バリアは破壊されても自然に元に戻る．ところがバリアを破壊した後，プラスチック膜など，水蒸気を通さない膜で皮膚を覆うと，一連のバリア回復措置は起きなくなる．つまりラメラ顆粒の中の脂質の供給も，新しい脂質の合成も止まるのである．当然バリア機能は回復しない．ところが同じ膜でもゴアテックスのように水蒸気を通す膜で皮膚を覆った場合には，ラメラ顆粒からの脂質の供給，脂質の合成も滞りなく促進され，バリアは回復するのだ．皮膚を切り出し，培養液に浮かべた状態でも，これらの応答が観察された．つまり表皮は，自らのバリアの状態をモニターしながら，ダメージを受けた場合にはその修復を行い，それが元に復せばその急ぎの操作を通常のレベルに戻す「自己参照系」システムなのである[7]．

ケラチノサイトの「興奮」と「抑制」

表皮を構成するケラチノサイトは，前世紀の末まで，角層のバリアを形成するだけの機能を持つものだと考えられていた．しかしながら，今世紀初頭から，ケラチノサイトには様々な環境因子に対する受容体が発現し，機能していることが見出された[8]．さらに，脳の中で情報処理を担っている多様な情報伝達物質と，それらの受容体もケラチノサイトに存在，機能していることも見出された[8]．神経細胞による情報処理の基礎は「興奮」と「抑制」という 2 種類の細胞膜の電気化学的な状態である．正常時，神経細胞の膜は内側が負の電位

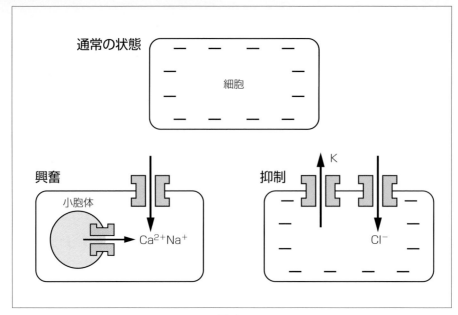

図 6.

になっている．言い換えれば分極している．「興奮」は細胞質にカチオンが流入するなどして，この分極が消滅することである．「抑制」は細胞質に塩素イオンなどが流入，あるいはカリウムイオンが細胞外へ放出され，再び分極状態になることである(図6)．

我々は，この「興奮」「抑制」の相状態がケラチノサイトにも存在すること，「興奮」が継続すると，多くの場合，角層バリア機能を妨げること，そして表皮増殖性異常，炎症を引き起こすことも明らかにした．一方で「抑制」状態の誘導は，「興奮」でもたらされた上記の作用を緩和することも見出された[8]．

ケラチノサイトの「興奮」はパッチクランプによる膜電位測定でも可能であるが，我々は細胞内カルシウムイオンの濃度変化で評価した．その結果，「興奮」を惹起する情報伝達物質，例えばグルタミン酸，ニコチン，アドレナリンなどによって「興奮」が誘導された．さらに，培養細胞を空気曝露した際，ケラチノサイトからATPが放出され，それがATPの受容体を作動させて「興奮」を誘導させることも確認された[8]．

環境湿度とケラチノサイト

前世紀の終わり頃から，我々は環境湿度が皮膚に及ぼす影響について一連の検証を始めた．まず乾燥環境下では角層が厚くなり，バリア破壊後の回復も早くなる傾向が見出された．これは表皮の角層形成機能の環境変化への適応であると考えられる．ところが，高湿度環境に維持した後，急に乾燥環境に曝露された時には，一時的なバリア機能の低下が認められた．さらに角層で水分を維持する役割を果していると考えられているフィラグリンの量も，急激な湿度低下で減少した．角層バリア機能は急激な湿度変化にはついていけないのである．これは近年，先進国でのアトピー性皮膚炎患者の増加の1つの要因ではないかと考えられる．気密性の高い家屋，能力の高い除湿器などの普及が，角層バリア機能の負担になっている可能性がある[9]．

かつてアトピー性皮膚炎の原因遺伝子としてのフィラグリンが注目されたことがあった．ヨーロッパ北部での調査で，アトピー性皮膚炎患者においてフィラグリン遺伝子の異常が多かったからである．しかしながら，その後，中国，韓国，日

本での調査ではアトピー性皮膚炎患者のフィラグリン遺伝子異常は少なかった．前述のようにフィラグリンの発現は環境湿度の激変で低下する．したがってフィラグリン遺伝子の異常をアトピー性皮膚炎の遺伝的素因と考えることは誤りであると考えられる[10]．

一方で，乾燥環境に皮膚がさらされると炎症を起こすインターロイキン1αというタンパク質が，表皮の表層に蓄積されることも確認された．そのため，乾燥環境下ではわずかな刺激でも，大きな炎症が起きる．普通の湿度環境では何も起こらない程度の軽いバリア破壊，あるいは界面活性剤の塗布などで，著しい炎症反応が乾燥環境下では起きる[9]．

さらに乾燥環境下ではアレルギー反応も起きやすくなる．免疫の最前線を担うランゲルハンス細胞の数が乾燥環境下で増えるのである．そのため，乾燥環境下では，アレルゲンに対する炎症性の応答が顕著になる[9]．

ケラチノサイトとにきび

にきびを惹起するのは，細胞間脂質ではなく，皮脂腺という孔から分泌される脂肪酸であると考えられてきた．そこで我々は，まずケラチノサイトの単層培養系で，脂肪酸がケラチノサイトの細胞内カルシウムイオン濃度に及ぼす影響を確認した．その結果，飽和脂肪酸であるステアリン酸，パルミチン酸は何ら影響しないが，不飽和脂肪酸であるオレイン酸，パルミトオレイン酸の添加はケラチノサイトの細胞内カルシウムイオン濃度を上昇させる，すなわちケラチノサイトを「興奮」させることが見出された[11]．

そこで，次にヘアレスマウスの皮膚に上記の脂肪酸を塗布して，角層バリア機能と組織学的検討を行った．その結果，不飽和脂肪酸を塗布した場合，角層バリア機能が低下し，表皮増殖性異常が惹起されることが確認された．さらに，その「興奮」にNMDA受容体が関与していることを示唆するデータも得られた[12]．

脂肪酸がケラチノサイトに及ぼす影響は，細胞膜への作用であると考えられる．そこで私たちはリン脂質膜をモデルにした実験系から，分子のケラチノサイトへの作用を調べ，それが表皮バリア機構への影響を予見することを示している[14]．脂肪酸についてもリン脂質膜への作用を調べた結果，ステアリン酸，パルミチン酸はリン脂質膜に作用しなかったが，オレイン酸，パルミトオレイン酸はリン脂質膜を壊す作用があった[13]．

このような脂肪酸は，皮脂に含まれるトリグリセライドが皮膚常在菌（アクネ菌）によって代謝されて産生される．このアクネ菌が含むTLRのリガンドが炎症性サイトカインの遺伝子を誘導することも知られているが，数年前，アクネ菌の代謝産物である短鎖脂肪酸（酪酸，プロピオン酸，吉草酸）に炎症性サイトカイン遺伝子の発現を促す作用があることも見出された[14]．トリグリセライドのもう1つの代謝産物であるグリセロールはアクネ菌による短鎖脂肪酸の産生を促す役割を担っている．

このように皮膚表面では皮脂成分，表皮常在菌，そしてケラチノサイトに発現するTLR，ケラチノサイト，皮脂細胞で産生，放出されるサイトカインなどによって，炎症が誘導される．一方で，それは角層バリア機能の低下を惹起し，これも表皮増殖性異常，炎症を悪化させる．

まとめ

にきびの発症には，皮脂，皮膚常在菌，表皮の免疫システムなど多様な因子が関わっているが，特にケラチノサイトとケラチノサイトが構築する角層バリア機能，およびケラチノサイトに発現しているTLRなどの受容体，ケラチノサイトが産生するサイトカインは，その病変に深くかかわっている．今世紀になって明らかになってきたケラチノサイトの機能の研究はにきびの治療にも新たな方法論を提供することが期待できる．

参考文献

1) Man, M. Q., et al.：Exogenous lipids influence permeability barrier recovery in acetone-treated murine skin. Arch Dermatol. **129**：728-781, 1993.
Summary　細胞間脂質の構成にはセラミド，コレステロール，遊離脂肪酸のバランスが重要であることを示した原著論文.

2) Bouwstra, J. A., et al.：Water distribution and related morphology in human stratum corneum at different hydration levels. J Invest Dermatol. **120**：750-758, 2003.
Summary　角層における水分は角化細胞に蓄積されることを示した原著論文.

3) Hatano, Y., et al.：Maintenance of an acidic stratum corneum prevents emergence of murine atopic dermatitis. J Invest Dermatol. **129**：1824-3185, 2009.
Summary　アトピー性皮膚炎モデル系で皮膚表面を酸性に保つことで病変を改善できることを示した原著論文.

4) Aberg, K. M., et al.：Psychological stress down-regulates epidermal antimicrobial peptide expression and increases severity of cutaneous infections in mice. J Clin Invest. **117**：3339-3349, 2007.
Summary　精神的なストレスによって角層，抗菌ペプチド，免疫系バリア機能が低下し，病原菌の感作を受けやすくなることを示した原著論文.

5) Wood, L. C., et al.：Cutaneous barrier perturbation stimulates cytokine production in the epidermis of mice. J Clin Invest. **90**：482-487, 1992.
Summary　角層バリア機能の破壊に伴ってサイトカインがケラチノサイトで産生されることを示した原著論文.

6) Song, P. I., et al.：Human keratinocytes express functional CD14 and toll-like receptor 4. J Invest Dermatol. **119**：424-432, 2002.
Summary　ケラチノサイトにTool様受容体(TLR)が発現していることを示した原著論文.

7) Grubauer, G., et al.：Transepidermal water loss：the signal for recovery of barrier structure and function. J Lipid Res. **30**：323-333, 1989.
Summary　表皮バリア維持機構が自己参照系であることを示した論文.

8) Denda, M.：Sensing Environmental Factors：The Emerging Role of Receptors in Epidermal Homeostasis and Whole Body Health. Georg, T., Wondrak, G. T., eds. Skin Stress Response Pathways：Environmental Factors and Molecular Opportunities. 403-414, Springer, 2016.
Summary　ケラチノサイトに発現している様々な受容体，表皮が感知する環境因子について記述した総説.

9) Denda, M.：Sensory systems of epidermal keratinocytes. In Treatment of Dry Skin Syndrome-The Art and Science of Moisturizers. Loden, M., Maibach, H., eds. 77-94, Springer, 2012.
Summary　環境湿度の変化が皮膚に及ぼす変化について記述した総説.

10) On, H. R., et al.：Filaggrin mutation in Korean patients with atopic dermatitis. Yonsei Med J. **58**：395-400, 2017
Summary　韓国，日本，中国においてアトピー性皮膚炎患者におけるフィラグリン遺伝子異常の割合が低いことを示し，アトピー性皮膚炎が遺伝と環境とによることを示唆した論文.

11) Katsuta, Y., et al.：Unsaturated fatty acids induce calcium influx into keratinocytes and cause abnormal differentiation of epidermis. J Invest Dermatol. **124**：1008-1013, 2005.
Summary　遊離脂肪酸がケラチノサイト，および皮膚に及ぼす影響を検証した原著論文.

12) Katsuta, Y., et al.：Function of oleic acid on epidermal barrier and calcium influx into keratinocytes is associated with NMDA-type glutamate receptor. Br J Dermatol. **160**：69-74, 2009.
Summary　遊離脂肪酸がケラチノサイトの興奮を誘導するメカニズムにNMDA受容体が関与していることを示唆した原著論文.

13) Denda, M., et al.：Can simple physicochemical studies predict the effects of molecules on epidermal water-impermeable barrier function? Exp Dermatol. **29**：393-399, 2020.
Summary　遊離脂肪酸などの分子認識が細胞膜によってなされていることを示した総説.

14) Sanford, J. A., et al.：Short-chain fatty acids from *Cutibacterium acnes* activate both a canonical and epigenetic inflammatory response in human sebocytes. J Immunol. **202**：1767-1776, 2019.
Summary　アクネ菌が短鎖脂肪酸の産生を促し，ケラチノサイト，皮脂細胞の炎症性サイトカインの産生を誘導することを示した原著論文.

PEPARS（ペパーズ） No.209
2024年5月 特大号

スレッドリフトを極める

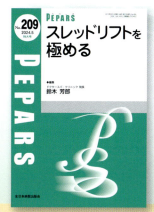

編集 鈴木 芳郎　ドクタースパ・クリニック　院長

2024年5月発行　B5判　122頁
定価4,400円（本体4,000円＋税）

"先生の1番得意なスレッドリフトの施術を教えてください！"
というコンセプトで編集！
エキスパートが経験から得たコツと pitfall が満載！！

目次

本邦におけるスレッドリフトの変遷と現況,
最新のトレンドについて　　　　　鈴木　芳郎

基本的なスレッドリフト
　Mono Threadのみを使ったスレッドリフト
　　　　　　　　　　　　　　　　今泉　明子

**Cannula Cog Threadを中心に使用した
スレッドリフト**
　私のスレッドリフト法
　―診療における様々な糸の使い分けと他治療との
　コンビネーションについて―　　先山　史
　当院で行っているスレッドリフトを中心とした
　タルミ治療の実際と課題　　　　福澤見菜子
　皮下脂肪コンパートメントを考慮したスレッドリフト
　―APTOS thread による手術と3D画像解析―
　　　　　　　　　　　　　　　　杉野　宏子
　顔全体を俯瞰し長期的視点で行う安全性の高い
　スレッド治療
　―前額部・中顔面・鼻へのスレッド処置の重要性―
　　　　　　　　　　　　　　　　吉田　由佳

TESSLIFT SOFT®を使ったスレッドリフト
　　　　　　　　　　　　　　　　梁川　厚子

TESSLIFT SOFT®とAnchor DX double®を用いた
スレッドリフトとその複合治療のテクニック
　　　　　　　　　　　　　　　　小川　英朗ほか

MWデュアルリフト®　―skin surfaceごと持ち上げ,
そして下垂組織を組み立て直すスレッドリフト―
　　　　　　　　　　　　　　　　脇田　加恵

Bi-needle Threadを使用したスレッドリフト
　バイニードル（ロングスレッド）を使ったスレッドリフト
　―単独治療と併用治療―　　　　寺町　英明ほか

特殊な部位のスレッドリフト
　鼻の形成のためのスレッドリフト
　―TESSLIFT SOFT®スキャフォールド―
　　　　　　　　　　　　　　　　田中亜希子

さらに詳しい情報と
各論文のキーポイントはこちら！

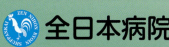
全日本病院出版会
〒113-0033　東京都文京区本郷 3-16-4　Tel：03-5689-5989
www.zenniti.com　　　　　　　　　　　Fax：03-5689-8030

◆特集/にきび　知る・診る・治す
治　療
にきびに対する外用薬・内服薬

内藤　素子*

Key Words：面皰(comedo)，アダパレン(adapalene)，過酸化ベンゾイル(benzoyl peroxide)，炎症性皮疹(inflammatory eruption)，維持期(maintenance phase)，耐性菌(resistent bacteria)

Abstract 尋常性痤瘡(にきび)は，思春期以降に発症し，ほとんどの人が経験する疾患である．にきびは，毛孔(毛包の開口部，毛穴)の閉鎖や，過剰な皮脂分泌，角化異常，細菌の増殖などが複雑に関与する慢性炎症疾患であり，「面皰」と「炎症性皮疹」の2段階に分けることができる．にきびの外用薬や内服薬による治療は，面皰治療薬を基本とし，重症度に応じて，抗菌外用薬・抗菌内服薬を適宜併用することにより行っていく．また炎症性皮疹が鎮静化した後も，面皰治療薬による維持期の治療を継続することが大切である．

はじめに

　尋常性痤瘡(にきび)は，思春期以降に発症し，ほとんどの人が経験する疾患である．本稿では，にきびの治療法として，外用薬と内服薬による薬物治療について解説する．

　にきびの薬物治療を行う上で，にきびの病態について十分に理解する必要がある．にきびは，毛孔(毛包の開口部，毛穴)の閉鎖や，過剰な皮脂分泌，角化異常，細菌の増殖などが複雑に関与する慢性炎症疾患であり，「面皰」と「炎症性皮疹」の2段階に分けることができる．

　面皰とは，毛孔が角栓などにより詰まり，毛包内に皮脂やケラチンが貯留した状態である．毛孔が閉鎖した閉鎖面皰(白色面皰)と，毛孔が開大した開放性面皰(黒色面皰)に分けられるが，通常は，これらの面皰が混在していることが多い．

　閉鎖面皰に脂質が貯留してくると，内部に存在する痤瘡桿菌により，脂質の分解がなされ炎症性物質である遊離脂肪酸が産生される．遊離脂肪酸は，炎症を惹起し[1]，さらに各種分解酵素により毛包組織が破壊される[1]．これらの現象が複雑に関係し，その結果，面皰から炎症性皮疹に移行し，紅色丘疹や膿疱が出現する．さらに炎症が強くなり，長期に亘ると，炎症軽快後に瘢痕が生じる確率が高くなる．したがって，この炎症を早期に鎮静化，コントロールすることが重要で，それが早期であればあるほど，瘢痕の発生を抑止できる．

　また，この面皰の前段階として，肉眼的には見えないが，顕微鏡的に認められる面皰を「微小面皰」と称し，にきびの発生に非常に重要な役割を担うことが明らかになってきた．この微小面皰の時期に，すでに炎症細胞の増加が認められるという報告もあり[2]，また，痤瘡治療中止後，一見，肉眼的に確認できる面皰を認めない時期にも，微小面皰は早期に発生している[3]．以上より，にきび治療のターゲットは，微小面皰も含めた「面皰」と「炎症」のコントロールであると言える．

---

* Motoko NAITOH，〒610-0355　京田辺市山手西2丁目2-10日東センタービル1階　山手皮フ・形成外科クリニック，院長/神戸医療センター中央市民病院形成外科，非常勤医師

にきび治療で用いる外用薬と内服薬

にきびの治療薬としては，外用薬である面皰治療薬，外用抗菌薬と，内服抗菌薬がある．この中でも，一番の基本治療薬として挙げられるのは面皰治療薬である．病状に応じて，面皰治療薬に外用抗菌薬や内服抗菌薬を併用することが原則である．薬物治療を効果的に行うためには，各薬剤の特徴を十分に理解する必要がある．

以下，現在日本で承認されている薬剤について記述する．

1. 面皰治療薬

以下の4種類である．

A. 過酸化ベンゾイル(ベピオ® ゲル，ベピオ® ローション)

角質剝離作用(ピーリング作用)を有し，面皰を改善する．また，強い酸化作用により非特異的な抗菌作用があり，炎症性皮疹にも有効である．現時点で，過酸化ベンゾイルに対する耐性菌は報告されていないため，耐性菌をつくらず抗菌作用を有する薬剤としても重要な存在である．つまり，面皰，炎症の両方に作用があり，耐性菌の心配もない有用な薬剤である．また，痤瘡による萎縮性瘢痕の増加の抑制や改善が報告されている[6]．副作用としては，塗布部位の紅斑，痒み，ピリピリとした違和感，皮膚がボロボロと剝れる，などがあるが，いずれも許容範囲内である．2023年5月に，新たにローションタイプが承認された．ローションタイプの方が副作用出現の頻度が低い[6]．

B. アダパレン(ディフェリン® ゲル)

2008年に我が国で承認された，唯一の外用レチノイドである．毛包漏斗部の角化を正常に整え，面皰改善に高い効果を有する．また，微小面皰形成を抑制する作用がある．副作用としては，落屑・ボロボロと皮膚が剝れる，紅斑，乾燥，灼熱感，かゆみ，ピリピリ感，などがある．使用開始後2週間までに出現することが多いが，多くは使用中止に至るほどではない．妊娠中の女性には禁忌であることを留意する．

C. アダパレン/過酸化ベンゾイル配合剤(エピデュオ® ゲル)

本剤は，前述のアダパレンの面皰改善と過酸化ベンゾイルの抗菌作用と面皰改善の特徴を併せ持つ薬剤である．そのため，アダパレン単独や，過酸化ベンゾイル単独より高い効果が期待でき，維持期に使用することで，萎縮性瘢痕を予防し，改善するという報告[7]や，痤瘡瘢痕を軽減する効果が報告されており[8]，炎症性丘疹が沈静化した後，すなわち維持期にも継続的に使用することが推奨されている．一方，乾燥や紅斑，かゆみ，ピリピリ感などの皮膚刺激症状は，単剤使用の場合より顕著に現れるため，使用にあたっては，単剤使用の場合以上に，患者さんにはよく説明し，適切な使用法を具体的に指示することが必要である．

痤瘡による萎縮性瘢痕の増加を抑制し，萎縮性瘢痕の面積，体積，深さの悪化を防ぐという結果が示されている．妊娠中の女性には禁忌であることに注意する．

D. クリンダマイシン/過酸化ベンゾイル配合剤(デュアック® 配合ゲル)

本剤は，「尋常性痤瘡・酒皶治療ガイドライン2023」(後述)において，急性炎症の炎症性皮疹に対して優先的に使用するよう推奨されている．クリンダマイシンは痤瘡桿菌に対する抗菌作用に加え，抗炎症作用も有するため，それぞれの単剤使用よりも高い効果が期待できるとされている．しかし，長期使用は，薬剤耐性菌の面から推奨されない．最大3か月を目安に，単剤による維持療法への移行を推奨されている．

2. 外用抗菌薬

痤瘡適応を有する外用薬は，以下の3種類である．

- クリンダマイシンリン酸エステル(ダラシン® T)ゲル，ローションタイプがある．
- ナジフロキサシン(アクアチム®)クリーム，ローションがある．
- オゼノキサシン(ゼビアックス®)油性クリーム，ローションがある

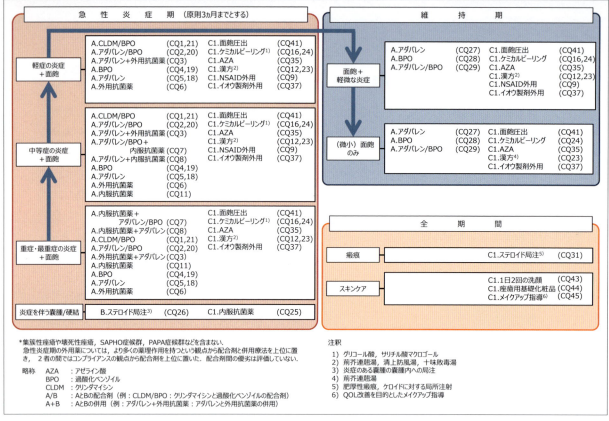

図 1. 日本皮膚科学会 尋常性痤瘡治療アルゴリズム 2023

(文献 5 より引用)

表 1. 尋常性痤瘡・酒皶治療ガイドライン 2023 における推奨度の分類

推奨度	推奨内容	エビデンスレベル
A	行うよう強く推奨する	少なくとも1つの有効性を示すレベルIもしくは良質のレベルIIのエビデンスがある
A*	行うよう推奨する	Aに相当する有効性のエビデンスがあるが,副作用などを考慮すると推奨度が劣る
B	行うよう推奨する	少なくとも1つ以上の有効性を示す質の劣るレベルIIか良質のレベルIIIあるいは非常に良質のIVのエビデンスがある
C1	選択肢の一つとして推奨する	質の劣るIII〜IV,良質な複数のV,あるいは委員会が認めるVIのエビデンスがある
C2	十分な根拠がないので(現時点では)推奨しない	有効のエビデンスがない,あるいは無効であるエビデンスがある
D	行わないよう推奨する	無効あるいは有害であることを示す良質のエビデンスがある

(文献 5 より引用)

痤瘡に対する抗菌薬は,痤瘡桿菌に対して抗菌作用を有するだけでなく,面皰形成のない基剤であることが必要である.外用抗菌薬は,炎症性痤瘡のみに適応となるため,同部にピンポイントで塗布していく.漫然と長期に連続使用することは,薬剤耐性菌の出現を助長することから避けるべきである.炎症軽減後は,直ちに中止する.

3.内服抗菌薬

内服抗菌薬は,痤瘡桿菌に対する抗菌作用のみならず,抗炎症作用を有するものが使用される.具体的にはテトラサイクリン系,マクロライド系である.

「尋常性痤瘡・酒皶治療ガイドライン 2023」(図1,表1,2)[5]において,推奨度A(行うよう強く推

表 2. 尋常性痤瘡・酒皶治療ガイドライン2023におけるエビデンス
レベルの分類

I	システマティックレビュー，メタアナリシス
II	1つ以上のランダム化比較試験
III	非ランダム化比較試験(統計処理のある前後比較試験を含む)
IV	分析疫学的研究(コホート研究や症例対照研究)
V	記述研究(症例報告や症例集積研究)
VI	専門委員会や専門家個人の意見

（文献5より引用）

表 3. 尋常性痤瘡の重症度分類

重症度	片側の炎症性皮疹数(紅色丘疹数＋膿疱数)
軽　症	片側に炎症性皮疹が5個以下
中等症	片側に炎症性皮疹が6個以上20個以下
重　症	片側に炎症性皮疹が21個以下50個以下
最重症	片側に炎症性皮疹が51個以上

集簇性痤瘡は含まない
（文献4より引用）

奨する(少なくとも1つの有効性を示すレベルI
もしくは良質のIIのエビデンスがある)，A*(副作
用の観点からAよりやや低く推奨)と，推奨度B
(行うよう推奨する(少なくとも1つ以上の有効性
を示す質の劣るレベルIIか良質のレベルIIIあるい
は非常に良質のIVのエビデンスがある)に分類さ
れる薬剤を以下に記載する.

〈推奨度 A〉
- ドキシサイクリン(ビブラマイシン®，テトラサ
イクリン系)
- ミノサイクリン(ミノマイシン®，テトラサイク
リン系)

〈推奨度 B〉
- ロキシスロマイシン(ルリッド®，マクロライド
系)
- ファロペネム(ファロム®，ペネム系)

　内服抗菌薬は，炎症が強い急性炎症期の中等症
以上で使用するが，単剤での使用は避けて，前述
の面皰治療薬と併用する.予防的投与や維持療法
としては使用しない.

外用薬と内服薬によるにきび治療の実際

1. ガイドラインの考え方

　日本皮膚科学会「尋常性痤瘡・酒皶治療ガイド
ライン2023」は，本邦の標準的なにきび治療の指
標を示すものであり，これを基本に，個々の患者
に応じて治療を行っていく.ガイドラインの考え
方としては，病態を急性炎症期と維持期に分け，
急性炎症期についてはにきびの重症度[4]により治
療方針・治療薬を選択するものである.重症度判
定(表3)は，炎症性皮疹を主体とするものを対象
とし，皮疹数により，軽　症：片顔に炎症性皮疹
が5個以下，中等症：片顔に炎症性皮疹が6個以
上20個以下，重　症：片顔に炎症性皮疹が21個
以上50個以下，最重症：片顔に炎症性皮疹が51
個以上，とされている.

　いずれの時期，重症度においても，面皰治療薬
は使用し，急性炎症期には抗菌薬を使用する.軽
症では抗菌薬は外用のみ，中等症以上では内服抗
菌薬を併用することが推奨されている.また，急
性炎症期の外用薬は，配合剤(デュアック®配合ゲ
ル，エピデュオ®)が最上位として推奨され，次に
併用療法(単剤＋外用抗菌薬)，単剤の順となる.

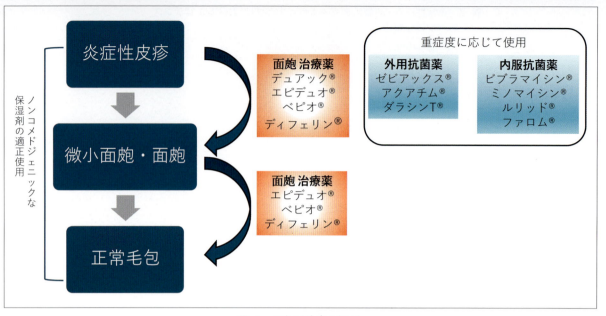

図 2. にきび治療の概要

抗菌薬の使用は原則 3 か月とされ，炎症が鎮静化すれば速やかに維持期の治療に入り，抗菌薬の使用はせず，面皰治療薬（デュアック®を除く）のみの使用となる．

2．にきび薬物治療の実際

通常，患者さんは，「にきびが目立ってきた」「にきびが悪くなった」ことをきかっけに受診することが多い．すなわち，炎症性の赤いにきびが増加して受診することが多いため，まずは面皰治療薬と抗菌薬を使用することとなる．抗菌薬については，前述の重症度基準に従って赤色皮疹の数により，軽症の場合は外用薬のみで，中等症以上は内服を併用する．

ガイドラインに沿うと，具体的処方例としては，軽症ではデュアック®配合ゲル，赤い皮疹の数が多い中等症以上であれば，内服抗菌薬のビブラマイシン®錠 50 mg 1 回 1 錠，1 日 2 回（1〜4 週間）あるいはミノマイシン®，ルリッド®となる．この後，赤い炎症性皮疹が減少し，ゼロにならなくとも，速やかに抗菌薬の投与は中止し，維持期の治療である面皰治療薬（デュアック®以外）に切り替える．この際，ガイドラインでは配合剤であるエピデュオ®が推奨されている．

筆者の場合は，初診時は，デュアック®ではなくベピオ®を使用していることが多い．赤みが強く比較的大きな（目立つ）皮疹が多数存在する場合は，ベピオ®に抗菌薬内服を併用，赤い皮疹が複数の場合は抗菌外用薬（ゼビアックス®クリーム），そうでなければまずはベピオ®のみを外用する．抗菌外用薬は，赤い炎症性皮疹のみに塗布するよう指導する．その後，2 週間程度で再受診していただき，その時点で，炎症性皮疹の残存度合いにより，抗菌薬の中止や追加，エピデュオ®への変更など，適宜行っている．また，薬剤の使用法を適切に行っているか（特に外用のやり方）のチェックも行い，誤りがある場合は指導する．最初にエピデュオ®ではなく，ベピオ®を選択する理由は，単剤のベピオ®に比較し，配合剤のエピデュオ®は，副作用である紅斑や乾燥，落屑が生じやすいことが挙げられる．面皰治療薬の外用を初めて行う患者さんには，使用方法を初診時に時間をかけて説明するが，ややもすると過剰量を塗布するなど，誤った使用法をしがちであり，初診から 2 週間後の再診の際に修正指導することも多い．

また，面皰治療薬は，皮膚に対する刺激性が高いため，低刺激でノンコメドジェニックな保湿剤の併用を行っている．具体的には，ヘパリン類似物質油性クリームやローション 0.3% などを使用

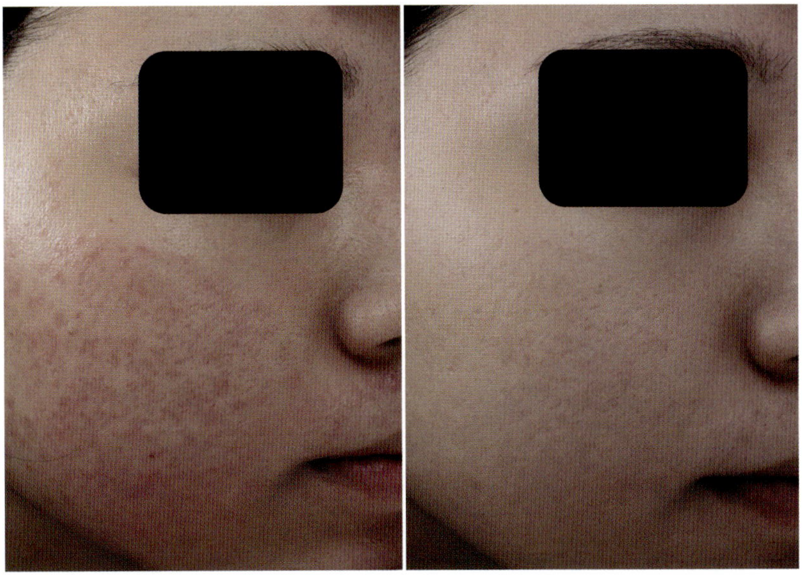

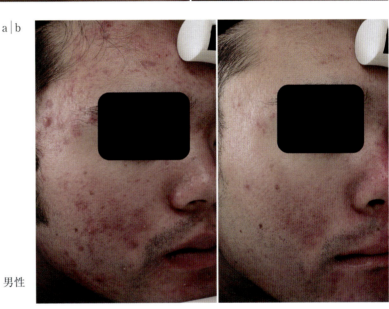

図 3.
症例 1：25 歳，女性

図 4.
症例 2：21 歳，男性

する．適切な保湿剤の併用は，面皰治療薬による皮膚への刺激症状を緩和し，患者が治療を継続することにプラスに働く．にきび治療の概要を図 2 にまとめた．

治療例を示す．

症例 1（図 3）：25 歳，女性

a は初診時．一見，大きな膿疱性皮疹はないが，全体的な灼熱感と痛み，紅斑を伴い炎症が強い状態であったため，ベピオ®ゲルに加え，ゼビアックス®ローション外用とビブラマイシン®内服の併用を行った．症状の改善を認めたため，2 週間で内服は休止，外用薬も 3 週で休止し，ベピオ®ゲルのみで経過を見たところ，月経前にやや悪化を認めたため，外用薬，内服薬の併用を適宜実施しながら，9 か月後の状態が b である．

症例 2（図 4）：21 歳，男性

大きな膿疱性皮疹が多発．エピデュオ®ゲルとゼビアックス®ローション外用とビブラマイシン®内服の併用を行った．症状の改善を認めたため，2 週間で内服は休止，外用薬も 3 週で休止し，軽快傾向を示したが，不規則な生活リズム，暴飲暴食などにより悪化しては，抗菌薬の併用を行う，ということを繰り返しながら，徐々に改善．13 か月後の状態が b である．

3．患者指導の重要性

　初診時には，なぜこの薬剤を使用する必要があるのか，薬剤はどこにどのように作用して効果を及ぼすのか，も含めて，使用方法を10分程度かけてわかりやすく説明する．また，にきび治療は，魔法のように塗ればすぐにきびが消えてしまう薬剤はないこと，一旦軽快したように見えても繰り返すことが多いこと，継続した治療が必要であること（維持期治療の必要性）も併せて説明し，継続的な外用薬使用の重要性を理解してもらうよう努めている．特に，面皰治療薬は正しく使用しなければ，効果が乏しいだけでなく，肌荒れを起こし，にきびの悪化を招いたり，紅斑や落屑，乾燥，刺激症状が容易に出現し，にきび治療を断念する原因となる．顔全体の塗布量＝1FTUを目安に（エピデュオ®ゲルの場合は半量），面皰・炎症性皮疹が存在する範囲を合計すると，顔の約何分の1に相当するかを大まかに見積もり，塗布する薬剤量を決定する．開始1日目は，小さい範囲でごく少量の塗布から開始し，徐々に塗布範囲を拡大していくのも1つである．刺激症状が強い場合は，塗布してから15分程度で洗い流す方法も有用である．また，面皰治療薬は接触性皮膚炎を生じることがある．筆者の経験では2〜3%であるが，適切な使用法で外用しているにも関わらず，このような症状が出現する場合は，面皰治療薬の種類を変更する．また，抗菌薬の適切な使用について，受診早期にわかりやすく説明することにより，患者自身が病状に合わせて適切に使用できるようになり，耐性菌の出現を抑制しながら，効果的な使用が可能となる．

参考文献

1) Kurokawa, I., et al.：Updated treatment for acne：targeted therapy based on pathogenesis. Dermatol Ther(Heidelb). **11**(4)：1129-1139, 2021.
2) Jeremy, A. H., et al.：Inflammatory events are involved in acne lesion initiation. J Invest Dermatol. **121**(1)：20-27, 2003.
3) Do, T. T., et al.：Computer-assisted alignment and tracking of acne lesions indicate that most inflammatory lesions arise from comedones and *de novo*. J Am Acad Dermatol. **58**(4)：603-608, 2008.
4) Hayashi, N., et al.：Establishment of grading criteria for acne severity. J Dermatol. **35**：255-260, 2008.
5) 山﨑研志ほか：尋常性痤瘡・酒皶治療ガイドライン2023．日皮会誌．**133**(3)：407-450，2023.
6) 林　伸和ほか：過酸化ベンゾイル2.5%ローションの尋常性痤瘡患者を対象とした第Ⅲ相臨床試験〜ランダム化プラセボ対照二重盲検並行群間比較多施設共同試験 日臨皮医誌．**39**(4)：600-606，2022.
7) Tanizaki, H., et al.：Evaluation of the efficacy of maintenance therapy for acne vulgaris using adapalene 0.1%/benzoyl peroxide 2.5% gel and benzoyl peroxide 2.5% gel for 24 weeks and assessment of atrophic acne scars using three-dimensional image analysis. J Dermatol. **50**(12)：1513-1522, 2023.
8) Dréno, B., et al.：Prevention and reduction of atrophic acne scars with adapalene 0.3%/benzoyl peroxide 2.5% gel in subjects with moderate or severe facial acne：results of a 6-month randomized, vehicle-controlled trial using intra-individual comparison. Am J Clin Dermatol. **19**(2)：275-286, 2018.

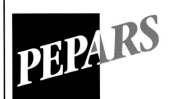

◆特集/にきび 知る・診る・治す
治療
にきびに対する漢方治療

向田　公美子*

Key Words：尋常性痤瘡(acne vulgaris)，漢方薬(kampo medicine)，抗菌作用(antibacterial action)，にきび跡(acne scars)，炎症後色素沈着(post-inflammatory hyperpigmentation)

Abstract　尋常性痤瘡(にきび)は，思春期以降，皮脂の分泌が盛んな状態になる時期から発症し，過酸化ベンゾイル(BPO)製剤や抗菌薬などの外用薬を中心として治療されるが，寛解後も再発を繰り返しやすく慢性化・重症化すると瘢痕が残りやすい点など，治療に難渋する症例も多くある．スキンケア指導や生活面などの改善を促すとともに，東洋医学的アプローチを用い，漢方薬を活用することにより，体調をコントロールし，患者の治療に対するモチベーションの上昇にもつながると期待される．

はじめに

尋常性痤瘡(にきび)には様々なタイプがあり多様な病態を示すことが多く，西洋医学による一般的なアプローチだけではなく，個々の状態や症状に応じた漢方薬による総合的なアプローチも必要とされている．尋常性痤瘡・酒皶治療ガイドライン2023[1]では，漢方治療は治療選択肢の1つとして挙げられている．

漢方とは

漢方薬は，古代中国から現代にかけて広く使用され，日本での独自の特徴をもつ漢方医学として発展してきた．植物の根，茎，葉，花，実，種子など，自然から得られる植物成分を組み合わせて使用するが，これらの成分は，相互に補完し合い作用を発揮する．漢方医学では，患者の症状，体質，生活環境などを総合的に評価し，それに基づいて漢方薬の処方が個別に行われる．同じ病状でも，患者ごとに異なる漢方薬が処方されることがある．また，多くの漢方製剤，生薬は保険適用である．日本での漢方薬の使われ方は，西洋医学と併用されることが一般的で，にきびの診療においても，過酸化ベンゾイル(BPO)などの外用薬や，抗菌薬の内服，外用と併用されることが一般的であるが，抗菌作用のある漢方の相乗効果により，抗菌薬の使用を最小限にすることにより，耐性菌の発生を抑えることができると期待されている．

---

* Kumiko MUKAIDA, 〒606-0847　京都市左京区下鴨南野々神町2-9　医療法人司美会　くみこクリニック，理事長

表 1.

処方名	症　状
けいがいれんぎょうとう 荊芥連翹湯	慢性期の化膿傾向を伴う，皮膚が浅黒く赤みを帯びた炎症症状が強い痤瘡に．慢性鼻炎を併発することがある．
せいじょうぼうふうとう 清上防風湯	発赤，化膿傾向が強く，隆起がはっきりしている，思春期の痤瘡に．
じゅうみはいどくとう 十味敗毒湯	化膿程度は中程度．炎症反応が弱く小膿疱が散発的にある．
はいのうさんきゅうとう 排膿散及湯	嚢腫を持った深く，赤みの強い炎症のにきび
さいれいとう 柴苓湯	にきびが治った後の色素沈着や凹凸
とうきしゃくやくさん 当帰芍薬散	手足の冷え，肩こり，頭痛，貧血を伴う．生理痛，月経不順を伴う．
けいしぶくりょうがんかよくいにん 桂枝茯苓丸加薏苡仁	月経前に増悪する紫がかった皮疹．便秘と熱感，ほてり，のぼせや生理痛，月経不順を伴う．

また，漢方薬の効能や安全性については，科学的な研究が進行中である．漢方薬は西洋薬に比べて副作用が少ないと考える患者も多いが，実際は重篤な副作用もあり注意が必要である．柴胡剤と言われる処方には黄芩という生薬が含まれ，間質性肺炎の原因の一部になっているという報告[2]もある．しかし，詳細な原因においては未だ特定はされていない．また，甘草という成分を大量に摂取すると，偽アルドステロン症を呈することがあり，下腿の浮腫の有無を確認し，症状が疑われる場合には採血により電解質異常(低 K，高 Na 血症)を確認することが重要である[3]．漢方薬の処方においては，聴診なども含めた西洋医学的な診察も必須である．

漢方による痤瘡治療

女性の尋常性痤瘡は，月経困難症などの婦人科的症状や，便通異常，また人間関係をめぐるストレスやライフスタイルなどとの関係が深い．月経に伴うにきびの悪化に対しては，漢方医学的な基本概念である瘀血(血の流れの滞った状態)，気滞(精神的ストレス)といった症候に着眼した治療をすることで，全身的な症状も改善することが多い．また，男性のにきびの特徴として，思春期の男性ホルモン増加による皮脂の過剰分泌，毛包漏斗部の角化亢進やアクネ菌の増殖により炎症性皮疹を呈することがある．

漢方の作用には以下の5つが期待される．個別の処方については，表1参照．

1．清　熱

にきびは炎症を伴うことが多く，炎症を"熱"としてとらえ，特に初診時においては赤みを帯びた炎症性の"赤にきび"を呈することが多い．顔面の紅潮を伴い，脂性肌で膿疱が多発するタイプには清上防風湯，黄連解毒湯などを使用する．

2．解　毒

抗菌薬の使用は耐性菌の生成を抑えるため，短期の服用に限定するべきである．そこで，抗菌作用の期待ができ，耐性菌の生成の心配のない漢方薬であれば長期間の服用が可能である．

十味敗毒湯は，便通異常や月経に伴う変動のない女性の症例や男性に有効である膿瘍を伴う場合は排膿散及湯で耐性菌の増加を抑え，また過剰な皮脂分泌を調整し，毛穴のつまりを改善する．十味敗毒湯は，炎症反応が比較的皮膚の浅層にあり，小膿疱が散発的にブツブツと認められるタイプに使用される．抗菌薬の服用が終了した後も，皮疹の再燃を繰り返す場合は，抗菌薬内服は再開せずに，十味敗毒湯のみで経過を見ると再燃が抑えられる症例も多い．

排膿散及湯は，深層に膿瘍を形成するタイプに効果的とされる．服用は膿瘍が改善するまでの2

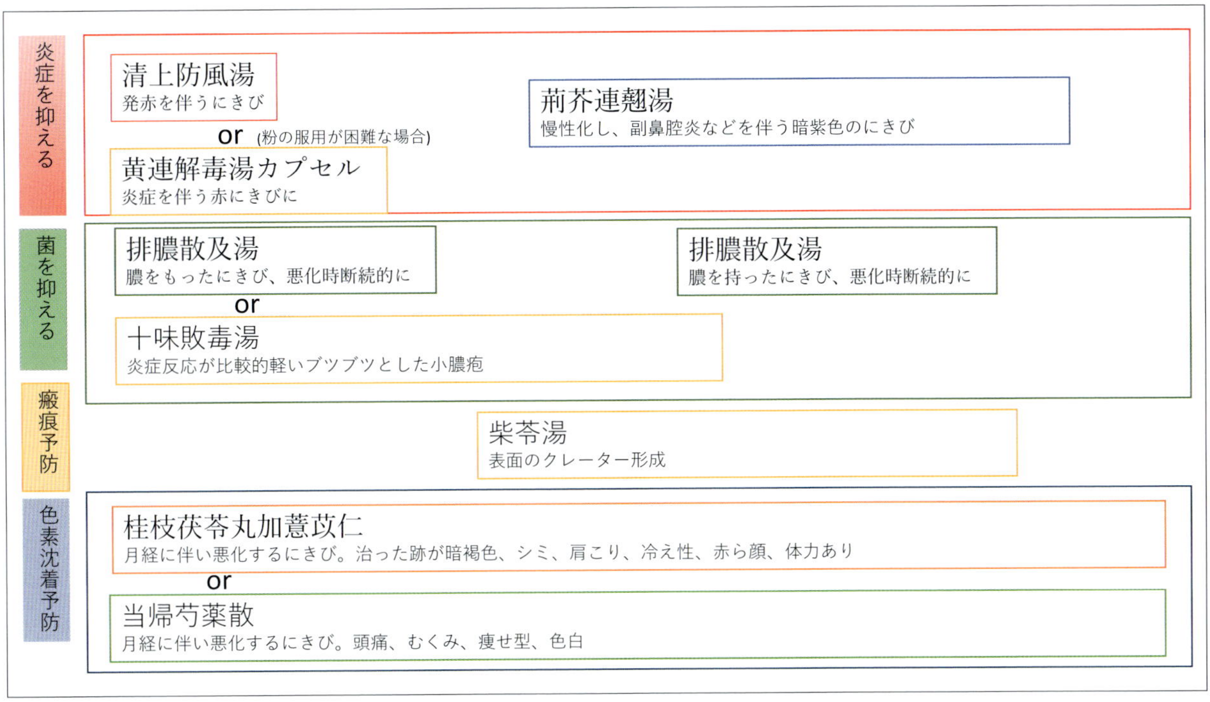

炎症を抑える	**清上防風湯** 発赤を伴うにきび **or** (粉の服用が困難な場合) **黄連解毒湯カプセル** 炎症を伴う赤にきびに	**荊芥連翹湯** 慢性化し、副鼻腔炎などを伴う暗紫色のにきび
菌を抑える	**排膿散及湯** 膿をもったにきび、悪化時断続的に **or** **十味敗毒湯** 炎症反応が比較的軽いブツブツとした小膿疱	**排膿散及湯** 膿を持ったにきび、悪化時断続的に
瘢痕予防		**柴苓湯** 表面のクレーター形成
色素沈着予防	**桂枝茯苓丸加薏苡仁** 月経に伴い悪化するにきび。治った跡が暗褐色、シミ、肩こり、冷え性、赤ら顔、体力あり **or** **当帰芍薬散** 月経に伴い悪化するにきび。頭痛、むくみ、痩せ型、色白	

図 1.

週間程度とし，悪化時に再度処方をすることもある．

また，ストレスで悪化し，化膿しやすい体質で扁桃炎や副鼻腔炎などの症状を伴い，慢性化し丘疹が紫暗色化している場合は，荊芥連翹湯が選択される．

3．血行の促進

血液の循環が滞った状態を"瘀血"と呼び，女性の月経異常，便秘，面皰形成に関わる毛包漏斗部の角質増殖や瘢痕形成の原因とされている．便秘を伴う月経困難症には，瀉下のある通導散，月経周期に関わらず重度の便秘を伴う場合は桃核承気湯，便秘を伴わず実証（比較的体力がある）の症例には，桂枝茯苓丸，さらにむくみのある症例では利水，排膿，鎮痛作用のある薏苡仁を加えた桂枝茯苓丸加薏苡仁が選択される．

冷えやめまい，頭痛を伴う虚症（体力のない），月経異常には当帰芍薬散，月経前に顔面に炎症性の丘疹を認め，ホットフラッシュを自覚し，足の冷えを伴う例には加味逍遙散を選択する．この処方は更年期障害においても頻用される．

4．胃腸障害

皮膚は内臓の鏡と言われ，食欲不振や胃もたれ，下痢や便秘などが原因となっていることがある．胃腸が弱い患者には六君子湯，みぞおちのつかえや胸焼けがあり，口周囲ににきびが集積する場合には，半夏瀉心湯が使用される．

5．ストレス

にきびは気や肝（ストレス）の乱れに関連すると言われ，ストレスを調整する作用のある柴胡剤という種類の漢方薬を使用する．柴胡剤の1つである柴苓湯は，ステロイド作用，炎症や線維芽細胞増殖抑制作用を期待して，肥厚性瘢痕・ケロイドの改善に使用されている．特に嚢腫結節型痤瘡に対して柴苓湯と抗菌薬との併用による治療が有効であったという報告もある[4]．漢方薬は，標準治療だけでは治り切らない尋常性痤瘡を早くきれいに治療するための有用な治療手段の1つとなる．薬局などでOTC製剤が販売されているが，医師の診察をせずに処方されているため，副作用の発現に気付きにくく，また保険が適用されないため高価で継続が難しいという難点がある．最近の若

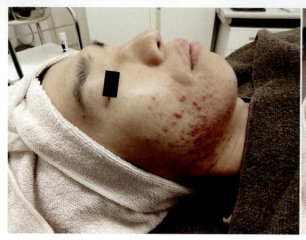

a．内服前　　　　　　　　　　　　　　b．内服3か月後

図 2. 症例：20 歳，男性

年者は美容に対する意識が高い傾向にあり，以前は高年齢者が服用するというイメージがあった漢方薬であるが，服用のコンプライアンスが若年者の方が高いと 20 年漢方を処方していて実感する．

漢方薬の処方は，初診においては 2 週間処方としている．2 週間後の再診時に，間質性肺炎，下痢や胃部不快感などの副作用の有無を確認し，また，皮疹や体調，精神面において，何らかの改善があれば 4 週ごとの処方としている．同時に外用薬の使用方法や洗顔やスキンケアの指導も 1 度のみならず繰り返し行う．このように，漢方を処方することによって，再来が必然的に促され，抗菌薬軟膏や内服薬の使用が最小限になり，BPO やアダパレン製剤による接触性皮膚炎(かぶれ)の早期発見につながる．にきび治療の最終ゴールは長期にわたる炎症の結果としての瘢痕・ケロイド化の予防であり，漢方治療をうまく組み合わせ生活習慣の改善も含めての指導することにより，患者の QOL の向上，ひいては早期介入による治療期間の短縮につながり，医療費抑制が期待される．

症　例

20 歳，男性(図 2)
清上防風湯，排膿散及湯，有効例．BPO 製剤，フォトフェイシャル併用

食事や生活習慣の調整

漢方診療では，漢方薬だけでなく，食事や生活習慣の調整も指導される．脂質を控えたバランスの取れた食事や適切な睡眠，ストレスの管理などが重要とされる．また，1 日 2 回の石鹸などの洗浄剤を用いた洗顔と適切な保湿，刺激の少ない化粧品の使用や自費診療にはなるが，レーザーなどを用いた美容治療の提案もされる．

漢方の処方は，西洋医学とは違ったアプローチになるため，処方が困難だと思われがちであるが，漢方薬の処方も個別に行われるべきであるが，にきびの発生部位，発生の仕方を観察することにより，図 1 のチャートに沿って処方を始めてみることをお勧めする．

まとめ

にきびの病態は複雑であり，治療は，抗菌薬，漢方薬，BPO 製剤などの外用剤，ステロイドの局所注射，切開排膿などの外科処置，レーザー治療など多岐にわたるが，これらの治療と併用できるところが利点である．病態に応じて適切な漢方薬を服用することで，相乗的な治療効果を期待できる．

参考文献

1) 山﨑研志ほか：尋常性痤瘡・酒皶治療ガイドライン 2023．日皮会誌．**133**(3)：407-450，2023．

2) 寺田真紀子ほか：漢方薬による間質性肺炎と肝障害に関する薬剤疫学的検討．医療薬学．**28**(5)：425-434，2002．

3) 地野充時ほか：漢方薬による副作用（偽アルドステロン症，薬剤製肝障害，薬剤性肺炎）について．日東洋医誌．**71**(3)：262-267，2020．

4) Kurokawa, I.：Successful adjuvant alternative treatment with Saireito(Japanese herbal medicine)for nodulocystic acne. J Nutrition Disorders Ther. **7**：215, 2017.

足爪治療マスターBOOK

好評

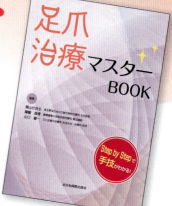

編集
- 高山かおる　埼玉県済生会川口総合病院皮膚科 主任部長
- 齋藤　昌孝　慶應義塾大学医学部皮膚科 専任講師
- 山口　健一　爪と皮膚の診療所 形成外科・皮膚科 院長

2020年12月発行　B5判　オールカラー
232頁　定価6,600円（本体6,000円＋税）

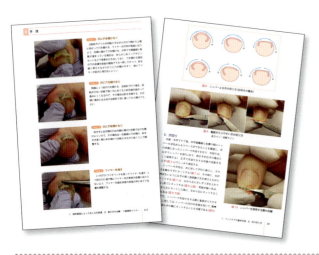

足爪の解剖から診方、手技、治療に使用する器具までを徹底的に解説！

種類の多い巻き爪・陥入爪治療の手技は、巻き爪：8手技、陥入爪：7手技を Step by Step のコマ送り形式で詳細に解説しました。

3名の編者が語り尽くした足爪座談会と、「肥厚爪の削り方」の手技の解説動画も収録！

初学者・熟練者問わず、医師、看護師、介護職、セラピスト、ネイリストなど、フットケアにかかわるすべての方に役立つ1冊です！

- Ⅰ　イントロダクション —爪治療にどう向き合うか—
- Ⅱ　爪の解剖 —爪をすみずみまで理解する—
- Ⅲ　爪の診方 —まず何を診るか—
- Ⅳ　爪疾患の診方 —疾患を知って、診断をマスターする—
  1. 局所原因によって生じる爪疾患の診方
  2. 爪の炎症性疾患の診方
  3. 爪部の腫瘍性病変の診方
- Ⅴ　治療の基本編 —治療を始める前にマスターしたいこと—
  1. フットケアの基本手技
     - A. グラインダーの使い方／B. 爪の切り方
     - C. 肥厚爪の削り方／D. 足トラブルを招かないための靴選び
  2. 爪治療の麻酔法
     - A. 趾神経ブロックによる爪部の局所麻酔
     - B. ウイングブロックによる爪部の局所麻酔
- Ⅵ　治療の実践編 —さあ爪治療をマスターしよう！—
  1. 局所原因によって生じる爪疾患
     - A. 爪治療フローチャート
     - B. 巻き爪の治療
       1) 超弾性ワイヤー／2) 3TO（VHO）巻き爪矯正法
       3) B/S® SPANGE／4) ペディグラス
       5) 巻き爪マスター®／6) Dr. Scholl 巻き爪用クリップ®
       7) 巻き爪ロボ／8) PEDI+® Pt. Gel
     - C. 陥入爪の治療
       1) アンカーテーピング法および window テーピング法
       2) 肉芽埋没法／3) ガター法／4) コットンパッキング
       5) 爪母温存爪甲側縁楔状切除術
       6) 爪甲・爪母を温存した陥入爪手術（塩之谷法）
       7) NaOH法（フェノール法）
  2. 爪の炎症性疾患の治療
  3. 爪周囲のいぼの治療
  4. 爪部腫瘍性病変の手術療法
  5. 爪に関連する手術・処置の保険上の注意
- Ⅶ　わたしの治療セット
  1. パターン①／2. パターン②
  3. パターン③／4. パターン④

足爪座談会／索　引

COLUMN
1. 爪甲鉤弯症という病気
2. 注射が痛いのは針を刺す時だけではない
3. 巻き爪に対する外科治療—アメリカにおける治療の考え方—
4. ワイヤー治療の失敗例
5. 陥入爪・巻き爪の手術に伴うトラブル

　全日本病院出版会　〒113-0033　東京都文京区本郷 3-16-4　Tel:03-5689-5989
www.zenniti.com　Fax:03-5689-8030

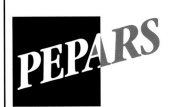

◆特集/にきび 知る・診る・治す
治 療
にきびに対する外科的治療

河野　太郎*

Key Words：にきび(acne vulgaris)，レーザー(laser)，光治療(intense pulsed light)，フラクショナル治療(fractional photothermolysis)，高周波治療(radio-frequency)

Abstract　にきびの病態は多因子性であり，病態形成に皮脂，*P. acnes*，角化異常，炎症が作用しているため，これら因子が外科的治療の標的となる．近赤外線領域のレーザーは脂腺の吸収がよく，面皰に有効である．可視光線領域はポルフィリンに吸収される．フラクショナルレーザー・高周波治療は，選択性はないが，リサーフェシング効果でにきびの改善を認める．

はじめに

にきびに対して，レーザー治療や光治療，フラクショナル治療，高周波治療などの外科学的療法が効果的な治療法であることが，明らかにされてきていた．これらの外科的治療法の機序を十分に理解した上で，内科学的治療を組み合わせていくことが重要である．にきびの病態は多因子性であり，皮脂，毛包漏斗部の常在菌(*P. acnes*)，炎症，性ホルモンと種々の増悪因子が相互に作用してその発症に関与する．病態形成に皮脂，*P. acnes*，角化異常，炎症が作用しているため，これら因子が外科学的治療の標的となる(表1)．

表 1．レーザー，光治療，高周波治療，フラクショナル治療の作用機序

作用機序	治療法
P. acnes 殺菌作用	・レーザー(532，585，595 nm) ・光線治療(400 nm)
抗炎症作用	・フラクショナルレーザー ・フラクショナル高周波レーザー (532，585，595 nm) ・光治療
皮脂分泌抑制作用	・レーザー(1210，1726，1760，2306，2346 nm)
角栓除去作用	・フラクショナルレーザー ・フラクショナル高周波

---

* Taro KONO，〒259-1193　伊勢原市下糟屋143 東海大学医学部外科学系形成外科学，教授

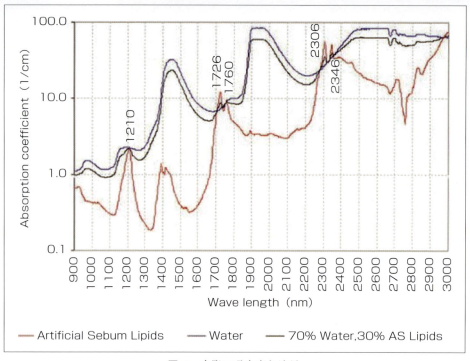

図1. 皮脂の吸光度と波長

(文献3より引用)

皮脂分泌抑制

「軽度から中等度の尋常性痤瘡の治療」として2002年にFDA(アメリカ食品医薬品局)に初めて報告された波長1450 nmの半導体レーザーは,水の吸収率が高い波長であった[1]．また,照射時間は210 msecであり,皮膚冷却は装備されているものの疼痛が強かった．1320 mのレーザーも同様で,水の吸収率も高く疼痛も強かった[2]．2012年Sakamotoらは,脂腺と水の吸光度の関係を詳細に報告した[3]．1210,1726,1760,2306,2346 nmの波長は,脂腺の吸光度のピークを示す(図1)．前述の1450 nmや1320 nmは,脂腺にもある程度吸収されるが,水の吸光度の方が高く,組織選択性が低かったことがわかる．また,顔面の脂腺の熱緩和時間は60 msecであり,210 msecはやや長かったと推察できる．

2022年に水よりも脂腺の吸収が高い1726 nmの波長を有するレーザー機器が「軽度から重度の炎症性尋常性痤瘡の長期治療」としてFDAに承認された[4]．この波長は,脂腺の吸光度のピークに当たるだけでなく,水の吸光度よりも高く,組織選択性のある波長である．それでも水にある程度吸収されるため,治療にあたり皮膚冷却は必須である．最新の機器であり,本邦では未承認のため,今後の報告が待たれる．

P. acnes

毛包内の常在菌である P. acnes は好脂質性,嫌気性であり,毛包内に脂質が貯留した面皰は P. acnes にとって好条件となる．P. acnes の産生する細菌性リパーゼ(glycerol ester hydrolase)は中性脂肪を遊離脂肪酸に加水分解し,毛包漏斗部の角化と炎症を誘発する．また,P. acnes は好中球遊走化因子を産出し,毛包管内に多量に存在する遊離脂肪酸の加水分解による細胞障害作用とともに毛包壁を破壊する．毛包の破壊により,皮脂やケラチン,毛髪などが毛包周囲の真皮内に流出し,炎症が惹起され,炎症が遷延化することにより,赤色丘疹,膿疱を形成し,最終的には瘢痕治

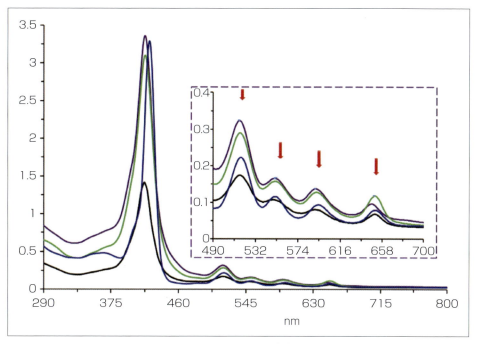

図2. ポルフィリンの吸光度と波長
(Absorption, redox and aggregation properties of new α, α-diamino-porphyrin based ligands and their Cu(Ⅱ)complexes. J Molecular Structure. 1190(15)148-159, 2019. より引用)

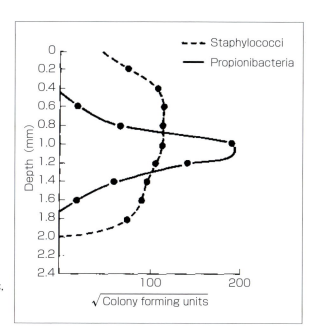

図3.
波長と深達度
(Cunliffe, W. J.：Acne. Martin Dunitz, London, 1989. より引用)

癒し, にきび瘢痕を残す. P. acnes はポルフィリン(主にプロトポルフィリンⅨ)を産生する. プロトポルフィリンⅨの吸収波長のピークは410 nm, 505 nm, 540 nm, 580 nm, 635 nm である(図2). 410 nm, 505 nm, 540 nm などの青色や緑色の波長はプロトポルフィリンⅨによく吸収されるが深達性に乏しく, 基底層前後までである. P. acnes は主に0.6〜1.6 mm の深さに存在する(図3)ため, 青色や緑色の波長ではすべてはカバーできない. 一方580 nm, 635 nm などの黄色の波長は深

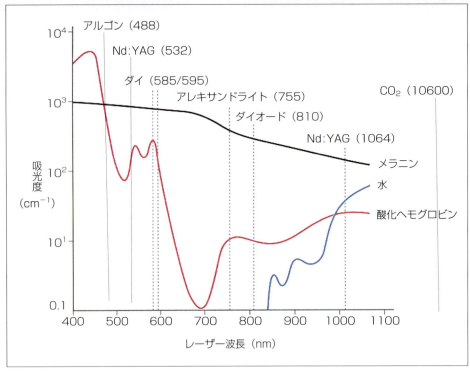

図 4. メラニン，ヘモグロビンの吸光度と波長

達性が高く真皮内まで十分に届く．色素レーザー（577〜600 nm）はヘモグロビンだけでなくプロトポルフィリン IX を標的器官として作用する（図 4）．*P. acnes* 内のプロトポルフィリン IX に黄色の色素レーザーが吸収され，高エネルギー状態化し，不安定な状態となる．その結果，三重項酸素はラジカルを奪われ，一重項酸素の活性酸素となり，*P. acnes* を破壊する．光治療は可視光線から近赤外線の広帯域波長をパルス照射するため，色素レーザーと類似作用を有する．

抗炎症作用

色素レーザー照射後に創傷治癒と膠原線維合成の役割がある TGF-β_1 が増加し，抗炎症効果が見られる．色素レーザーはにきび治療に必要な，①皮脂の除去，皮脂分泌の抑制，②*P. acnes* に対する殺菌作用，③毛包漏斗部の角化障害改善，④抗炎症作用を有する．2003 年 Seaton らは 41 症例のにきび患者に対し，色素レーザーを用いた無作為の比較検討試験を行った[5]．3 か月後の結果では異なる出力間には有意差がなかったが，レーザー治療群のにきびの数（53％，P＝0.023）はプラセボ群の減少（9％）に比べ，有意に少なかった．その中で，炎症性病変はレーザー治療群が 49％（P＝0.024），プラセボ群は 10％であり，非炎症性病変ではレーザー治療群が 50％（P＝0.014），プラセボ群は 0％であった．合併症は照射時の疼痛と紫斑形成，掻痒感と軽微なものであった．2004 年 Orringer らの紫斑を形成しない出力でのにきびの色素レーザー治療の無作為一重盲検試験では統計的な有意差がなかったが改善の傾向があったと報告している[6]．2006 年 Alexiades-Armenakas の前向きの proof-of-principle study では色素レーザーを用いた PDT 療法は全例で有効であったが，色素レーザー単独でも従来の治療法より有効であった（軟膏治療群 20％に対し，色素レーザー治療群 32％）と報告している[7]．2009 年に Leheta はにきび患者 45 症例を無作為に色素レーザー治療群と軟膏治療群，ケミカルピーリング群の 3 群に分類し，比較検討を行った[8]．紅斑に関しては 3 群

ともに改善が見られたが，色素レーザー群が最も改善が見られたと報告している（治療前：none 0％，mild 15.4％，moderate 53.8％，severe 30.8％，治療後：none 61.5％，mild 38.5％，moderate 0％，severe 0％）．2010 年 Choi らは顔面片側に光治療を行い，反対側に色素レーザー治療を行った無作為比較検討を報告した[9]．光治療は治療中（1 か月間隔で 4 回照射）は色素レーザー側よりも効果が高かったが，治療後 2 か月以内に増悪した．一方，色素レーザー側では治療を重ねるごとに徐々に改善し，治療後 2 か月後も増悪を認めず，結果的に光治療よりも治療効果が高かったと報告した．TGF-β は両者ともに増加していたが，色素レーザーの方がより顕著であり，炎症の改善が良好であったと考察している．

その他

フラクショナル治療は，微細なレーザーや高周波を照射するリサーフェシング治療のひとつである．Shin らは，マイクロニードルフラクショナル高周波とフラクショナル炭酸ガスレーザーの比較検討を行い，ともににきび治療に有効であり，両治療間に有意差はなかったと報告した[10]．Kwon らは，1450 nm レーザーとマイクロニードルフラクショナル高周波の比較検討を行い，ともににきび治療に有効であり，両治療間に有意差はなかったと報告した[11]．Kaminaka らは，フラクショナル高周波治療を炎症性，非炎症性病変に照射し，にきび病変の数に関しては，治療部位は各時点でベースラインと比較して有意に少なく（P＜0.05），患者による治療効果および QOL の評価では，試験終了時までに両者とも有意に改善していた．さらに，患者の皮脂レベル，肌荒れ，瘢痕の深さの有意な減少が観察されたと報告した[12]．にきびに対するフラクショナル治療の報告も内科的治療との比較検討の報告はなく，今後の研究が待たれる．

2023 年ガイドライン

2023 年ガイドラインの CQ42 の「痤瘡あるいは痤瘡瘢痕にレーザー治療は有効か？」の推奨度は C2 であり，推奨文には各種レーザー治療器の特性を理解した上で，治療効果が期待できる痤瘡あるいは痤瘡瘢痕に，レーザー治療を行ってもよいが，設備の問題，本邦での検討が不十分であり，保険適用もないことから推奨はしないと記載されている[13]．2022 年に FDA に承認された機器も登場したことから，今後，エビデンスの高い研究が増えてくると考えられるが，現状においてはすべての機器治療は自費治療となるため，費用対効果も含めた検討も必要である．

参考文献

1) Paithankar, D. Y., et al.：Acne treatment with a 1,450 nm wavelength laser and cryogen spray cooling. Lasers Surg Med. 31：106-114, 2002.

2) Orringer, J. S., et al.：A randomized, controlled, split-face clinical trial of 1320-nm Nd:YAG laser therapy in the treatment of acne vulgaris. J Am Acad Dermatol. 56：432-438, 2007.

3) Sakamoto, F. H., et al.：Selective photothermolysis to target sebaceous glands：theoretical estimation of parameters and preliminary results using a free electron laser. Lasers Surg Med. 44(2)：175-183, 2012.
   Summary 脂腺の選択的熱緩和理論について初めて言及した論文．

4) Scopelliti, M. G., et al.：A novel 1726-nm laser system for safe and effective treatment of acne vulgaris. Lasers Med Sci. 37(9)：3639-3647, 2022.
   Summary 脂腺を選択的に破壊する 1726 nm レーザーの臨床報告．

5) Seaton, E. D., et al.：Investigation of the mechanism of action of nonablative pulsed-dye laser therapy in photorejuvenation and inflammatory acne vulgaris. Br J Dermatol. 155(4)：748-755, 2006.

6) Orringer, J. S., et al.：Treatment of acne vulgaris with a pulsed dye laser：a randomized con-

trolled trial. JAMA. **291**(23)：2834-2839, 2004.

7) Alexiades-Armenakas, M.：Long-pulsed dye laser-mediated photodynamic therapy combined with topical therapy for mild to severe comedonal, inflammatory, or cystic acne. J Drugs Dermatol. **5**(1)：45-55, 2006.

8) Leheta, T. M.：Role of the 585-nm pulsed dye laser in the treatment of acne in comparison with other topical therapeutic modalities. J Cosmet Laser Ther. **11**(2)：118-124, 2009.

9) Choi, Y. S., et al.：Intense pulsed light vs. pulsed-dye laser in the treatment of facial acne：a randomized split-face trial. J Eur Acad Dermatol Venereol. **24**(7)：773-780, 2010.

10) Shin, J. U., et al.：A split-face comparison of a fractional microneedle radiofrequency device and fractional carbon dioxide laser therapy in acne patients. J Cosmet Laser Ther. **14**(5)：212-217, 2012.

11) Kwon, H. H., et al.：Novel device-based acne treatments：comparison of a 1450-nm diode laser and microneedling radiofrequency on mild-to- moderate acne vulgaris and seborrhoea in Korean patients through a 20-week prospective, randomized, split-face study. J Eur Acad Dermatol Venereol. **32**(4)：639-644, 2018.

12) Kaminaka, C., et al.：Clinical studies of the treatment of facial atrophic acne scars and acne with a bipolar fractional radiofrequency system. J Dermatol. **42**：580-587, 2015.

13) 山﨑研志ほか：日本皮膚科学会ガイドライン　尋常性痤瘡・酒皶治療ガイドライン 2023. 日皮会誌. **133**(3)：407-450, 2023.

医療と美容の融合を通じて、人々の「美と健康」への願いを実現します。

各種レーザーを取り扱っております。

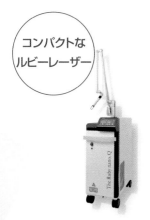

コンパクトなルビーレーザー

ルビーレーザー
ザ・ルビー nano_Q
医療機器製造販売承認番号
22300BZX00301000

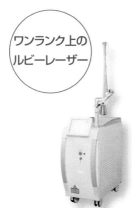

ワンランク上のルビーレーザー

ルビーレーザー
ザ・ルビー Z1 Nexus
医療機器製造販売承認番号
30200BZX00022000

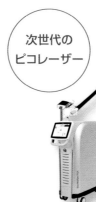

次世代のピコレーザー

Nd:YAGレーザー
PQX ピコレーザー
医療機器製造販売承認番号
30300BZX00027000

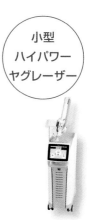

小型ハイパワーヤグレーザー

Nd:YAGレーザー
スターウォーカー
医療機器製造販売承認番号
23100BZX00076000

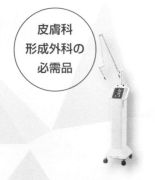

皮膚科形成外科の必需品

炭酸ガスレーザー
エスレーザーESPRIT
医療機器製造販売承認番号
21300BZZ00188000
製造販売元:(有)エル・アイ・ビー

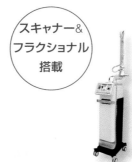

スキャナー&フラクショナル搭載

炭酸ガスレーザー
炭酸ガスレーザー エフ
医療機器製造販売承認番号
30400BZX00053000
製造販売元:(株)SunBlooming
販売名:フラクショナルモード搭載 炭酸ガスレーザー エフ

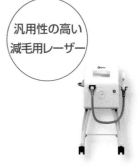

汎用性の高い減毛用レーザー

ダイオードレーザー
フォーマ・アルファ
医療機器製造販売承認番号
30300BZX00238000

<お問い合わせ>

JMEC 株式会社ジェイメック　https://www.jmec.co.jp
FOR THE PATIENTS' SMILE

□東京本社 〒113-0034 東京都文京区湯島3-31-3 湯島東宝ビル
　TEL.03-5688-1803　FAX.03-5688-1805
□札幌支店 TEL.011-748-4311　□名古屋支店 TEL.052-238-1045
□大阪支店 TEL.06-6388-1866　□九州支店 TEL.0957-35-8300

学会・セミナー情報サイト
ご登録募集中!

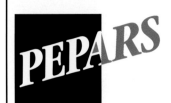

◆特集/にきび 知る・診る・治す
治療
にきびに対するケミカルピーリング

上中　智香子＊

Key Words：ケミカルピーリング（chemical peeling），グリコール酸（glycolic acid），サリチル酸マクロゴール（salicylic acid in polyethylene glycol vehicle, salicylic acid macrogol），αヒドロキシ酸（α-hydroxy acid），痤瘡（acne）

Abstract　ケミカルピーリングは，にきび（以下，痤瘡）においては，角層剥離作用により毛漏斗の角化異常による閉塞の除去や，膿疱の排出作用，抗菌作用がある．
　痤瘡におけるケミカルピーリングは，「尋常性痤瘡・酒皶治療ガイドライン 2023」や「ケミカルピーリングガイドライン（改訂第3版）」でも，最浅層から浅層ピーリングである 20〜35％グリコール酸と，最浅層ピーリングであるサリチル酸マクロゴールが選択肢の1つとして推奨されている．
　ただし，ケミカルピーリングは自費診療であるため，痤瘡の標準的な治療が無効あるいは実施できない場合に適応する．また，治療前後のスキンケア，維持療法・併用治療を行うことによって，治療効果が向上し患者 QOL が改善する．

はじめに

　ケミカルピーリング（chemical peeling；以下，CP）とは，皮膚に化学薬品を塗り，皮膚を剥がすことによって皮膚の再生を促す治療法である．本治療法は特別な機器を必要とせず，施術方法も簡便であるが，用いる試薬や方法，治療時の皮膚の状態により効果がまったく異なるため，医師の管理の元で施術を行う．本稿では，にきび（以下，痤瘡）に対する CP の適応とその禁忌，他の治療との併用における注意事項を中心に説明する．

CP の分類

　CP は，組織学的に皮膚が剥離される深さ（剥離深度・剥離深達レベル）によって，角層までの最浅層，表皮顆粒層から基底層の間の浅層，表皮と真皮乳頭層の一部から全部までの中間層，網状層に及ぶ深層 CP の 4 段階に分類名称されている（図1）[1)2)]．
　また，一般的に使用されている薬剤としてグリコール酸（glycolic acid；以下，GA）や乳酸を代表としたα-ヒドロキシ酸や，β-ヒドロキシ酸であるサリチル酸（エタノール基剤の場合；サリチル酸エタノール，マクロゴール基剤の場合；30％サリチル酸マクロゴール（salicylic acid in polyethylene glycol vehicle；以下，SA-PEG）），トリクロロ酢酸，ベーカーゴードン液，フェノールがあり，日本皮膚科学会ケミカルピーリングガイドライン（改訂第3版）では，剥離深達レベルによって分類されている（図1）．CP に用いる薬剤の特徴を表1に示す．

＊ Chikako KAMINAKA，〒649-6414　和歌山県紀の川市打田1282　公立那賀病院皮膚科，科長

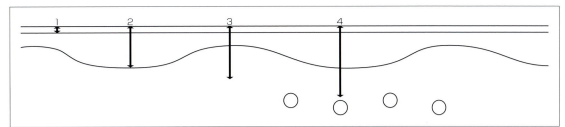

剥離深達レベル	剥離深度による分類名称	使用薬剤		組織学的剥離の深さ
1	最浅層ピーリング	30%サリチル酸マクロゴール；SA-PEG（β-ヒドロキシ酸）		角層
2	浅層ピーリング	20～35%グリコール酸；GA（α-ヒドロキシ酸）	50～70%GA 35～50%TCA	表皮顆粒層から基底層の間
		乳酸・マンデル酸・リンゴ酸・酒石酸・クエン酸（α-ヒドロキシ酸）		
		20～35%サリチル酸エタノール（β-ヒドロキシ酸）		
		10～20%トリクロロ酢酸（TCA）		
		ポリヒドロキシ酸　ピルビン酸		
		リポヒドロキシ酸　アゼライン酸　酸性アミノ酸　フェルラ酸		
		フィチン酸　レチノイン酸（トレチノイン）		
3	中間(深)層ピーリング	ベーカーゴードン液（フェノール＋クロトンオイル）		表皮と真皮乳頭層の一部から全部
4	深層ピーリング	フェノール（濃度88%以上）		表皮と真皮乳頭層および網状層に及ぶ深さ

図 1．ケミカルピーリングの剥離深度と使用薬剤
（日本皮膚科学会ケミカルピーリングガイドライン（改訂第3版）より引用，一部加筆し修正）

表 1．ケミカルピーリングに用いる薬剤の特徴

薬　剤	作用機序	利　点	欠　点
グリコール酸（GA）	• 角層剥離（デスモソーム分解） • チロシナーゼ活性抑制 • IL-1αの放出，MMP1, 3の発現 • 抗菌作用	• 短いダウンタイム[※1] • 浮腫性紅斑反応による剥離深度観察 • 中毒症状はない • 妊産婦に対して比較的安全	• 約1週間は赤みが見られる • 深層到達には時間がかかる • pHが低い場合は中和が必要 • GAは3.6%超で劇物指定[※2]
サリチル酸 • エタノール基剤 • サリチル酸マクロゴール（SA-PEG）	• 角層剥離（角質融解）	• 短いダウンタイム • 毛囊への浸透のよさ（脂質親和性） • 麻酔作用 • SA-PEGは角層のみの作用で妊産婦に対して比較的安全 • 中和が不要	エタノール基剤の場合： • 中毒症状 • 痂皮形成
トリクロロ酢酸（TCA）	• 角質融解 • 蛋白質の沈殿，凝固，融解	• 浅〜深層まで到達 • 通常はフロスティングによる剥離深度観察[※3]	• 創傷治癒遅延 • 疼痛 • 炎症後色素沈着・脱失 • 瘢痕 • 劇物指定
フェノール	• 蛋白質の沈殿，凝固，融解 • 真皮血管内皮細胞の障害	• 深層まで到達 • フロスティングによる剥離深度観察 • 止血作用 • 殺菌作用	• 創傷治癒遅延 • 心・腎毒性 • 炎症後色素脱失 • 瘢痕は必発 • 劇物指定

※1 治療後の副作用が消失し，通常の日常生活に復帰するまでの時間
※2 ただしGAを5%配合していても，水酸化ナトリウムを添加し，一部をGAナトリウムとした場合は，残りのGAが3.6%を下回れば劇物には該当しない．
※3 蛋白質の沈殿作用，ケラチン蛋白の構造変化により皮膚が白色変化すること

表 2. 施術前の確認・説明と施術上の注意点

施術前の確認事項	施術上の注意点
• 基礎疾患の確認(精神状態・全身状態) • 皮膚の状態の確認 • ケミカルピーリング前後の臨床の記録の保存 • 皮膚病理所見(症例によっては必要) **施術前の説明項目** • ピーリング作用機序の説明 • 予測される改善までの治療回数の目安 • 実際の治療の流れ • 自宅でのケアの方法 • ケミカルピーリング以外の治療方法の提示 • 自費診療であること・治療費用の告知 • 文書による同意書の取得	• 遮光が十分にできない人 • 妊娠中,授乳中の人 • 免疫不全状態や他の疾患で加療中の人 　光線過敏の有無,アトピー性皮膚炎・接触皮膚炎などの既往 • ケロイド体質の人 • 施行部位にウイルス・細菌・真菌感染が見られる人 • 施行部位に,外科的手術の既往や,放射線治療の既往がある人 　最近の顔面への処置や加療歴:レーザー,毛剃り,顔のパック, 　スクラブ洗顔,ナイロンタオルを使用している人 • アダパレンを含むレチノイドの外用,または内服を行っていた 　人 • ケミカルピーリングに過度の期待をもっている人

(日本皮膚科学会ケミカルピーリングガイドライン(改訂第 3 版)より引用)

CP の適応

CP は,痤瘡において毛漏斗の角化異常による閉塞の除去や膿疱の排出作用を持ち,日本人の肌には最浅層から浅層 CP である 20～35% GA(pH は薬品により異なる)や,最浅層 CP である SA-PEG が比較的安全に使用できるので,多くの施設で使われている.GA や SA-PEG は本邦でも有効性が報告され,「尋常性痤瘡・酒皶治療ガイドライン 2023」でも,選択肢の 1 つとして推奨されている[3]～[6].

なお,CP は自費診療であるが,アダパレン,過酸化ベンゾイル(benzoyl peroxide;以下,BPO)の外用や抗菌薬の外用・内服といった保健適用のある痤瘡の治療法がある.このため,痤瘡の標準治療が無効あるいは実施できない場合に,CP を適応する[3].

施術前の確認・説明と禁忌事項

まず,施術前の確認・説明事項として,基礎疾患の有無,妊娠・授乳中の有無,光線過敏の有無,アトピー性皮膚炎,接触皮膚炎,ケロイド体質などの既往,ヘルペスなどのウイルス疾患の既往,最近の顔面皮膚への処置や加療歴(毛剃り,レチノイド,レーザー,外科的手術など)についての問診と皮膚状態を確認する(表2)[1].精神疾患など基礎疾患が安定していない場合,日焼けして遮光が

十分にできない場合,痤瘡以外の感染症を生じている場合は施行を控える方がよい.妊娠・授乳中の患者に対する CP の安全性については,確立したエビデンスレベルはない[7][8].

GA や乳酸といった α-ヒドロキシ酸は,真皮への深達性は乏しいため,一般的に比較的安全とされている.サリチル酸は胎児危険度分類基準カテゴリー C に指定されているが,角層のみに作用する SA-PEG であれば比較的安全と考えられる[7][8].なお,SA-PEG の場合は,サリチル酸が血中に移行することはないが,サリチル酸アレルギー(アスピリン喘息)について問診と施術前にパッチテストを行い,アレルギー性接触皮膚炎の有無について確認が必要である.

CP の適応と判断した場合は,実際の施術方法や治療後のケアについて説明し,同意書を得る[1].

実際の方法

1.施術方法[6]

A.GA の場合

①脱脂,②塗布,③観察,④中和,⑤洗顔(洗浄),⑥冷却,⑦後処置の 7 つのステップに大別される(図 2-a).前準備として,コンタクトレンズを装着されている方ははずしてもらい,ヘアバンドやピンにて髪を止め,治療の妨げにならないようにする.洗顔の後に仰臥位となり閉眼してもらい,照明をあてる.びらんなど薬剤を避けたい

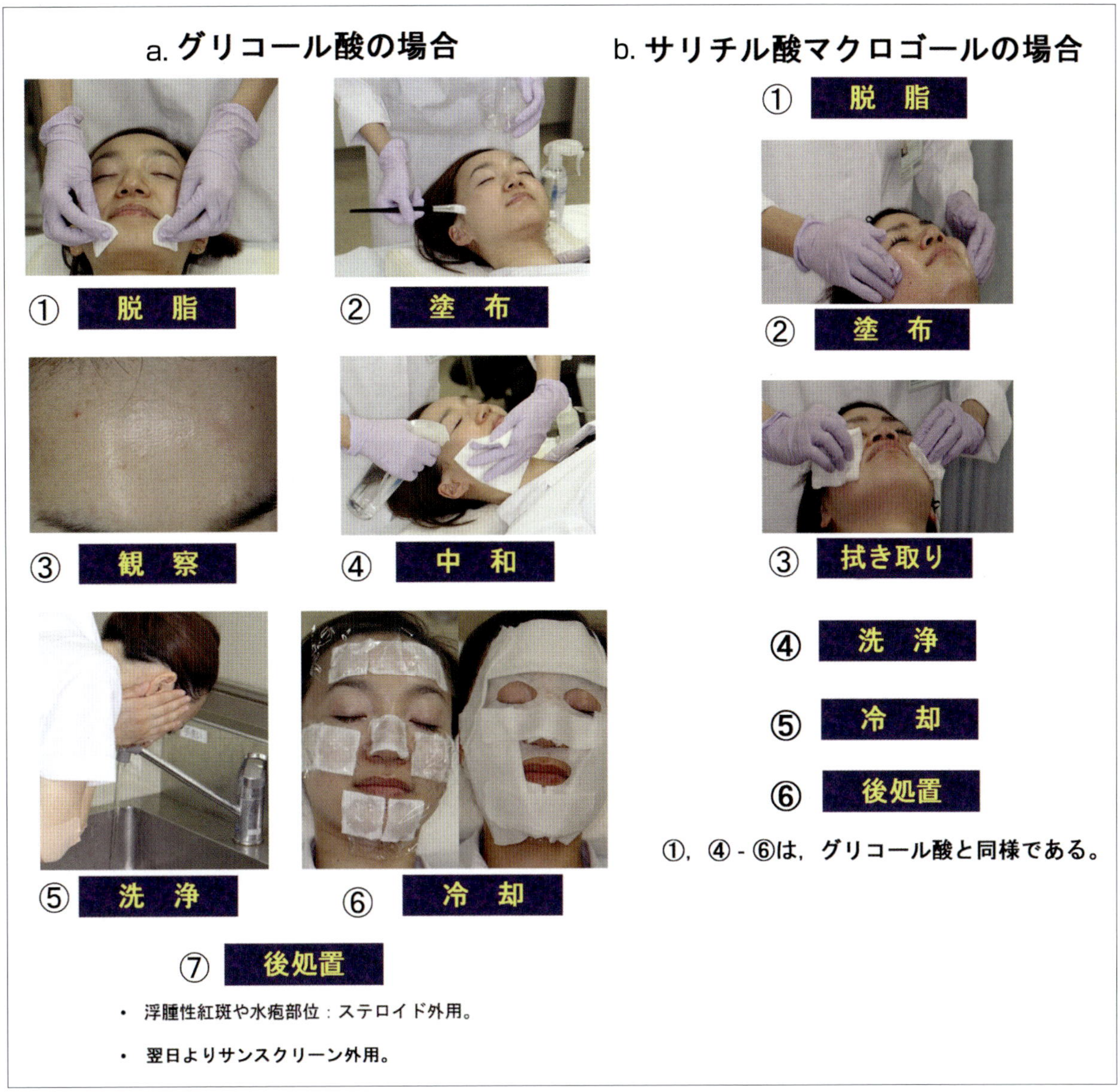

a. グリコール酸の場合
① 脱脂
② 塗布
③ 観察
④ 中和
⑤ 洗浄
⑥ 冷却
⑦ 後処置
- 浮腫性紅斑や水疱部位：ステロイド外用。
- 翌日よりサンスクリーン外用。

b. サリチル酸マクロゴールの場合
① 脱脂
② 塗布
③ 拭き取り
④ 洗浄
⑤ 冷却
⑥ 後処置
①，④ - ⑥は，グリコール酸と同様である。

図 2. 実際の方法

部位は，ワセリンで保護する．

① **脱脂**：25%エタノール水溶液を脱脂綿に含ませ脱脂を行う．なお，患者がアルコール過敏症の場合は，アセトンを用いて脱脂を行う．

② **塗布**：はけを用いて約20秒でピーリング剤を塗布する．眼や口周りを避けて，前額部，鼻，頬，下顎部の順で塗布を行い，ストップウォッチで計測する．初回はテストとして20〜30% GAを2〜3分間反応させることから開始し，刺激感や皮膚反応を見る．

③ **観察**：施術中の観察は，ピーリング後の水疱・痂皮形成を防止する上で重要である．また，刺激感を緩和する目的で，施術中は送風を行うことが望ましい．

④ **中和**：pHが低い薬品の場合は，軽度の紅斑・浮腫や強い痛みが生じた部位から，中和液を用いて中和を開始する．

⑤ **洗浄（洗顔）**：中和後は，ピーリングによる刺激感が取れるまで，患者自身に水道水で十分に洗顔してもらう．特に髪の生え際，下顎部は洗い

表 3. 施術中・施術後に見られ得る副作用

施術中および施術後に見られ得る所見	施術後に稀に見られ得る所見
• **刺激感** • **浮腫** • **紅斑** • 水疱形成 • びらん・潰瘍 • 鱗屑・**痂皮** • **色調異常** 　色素沈着・脱失 　施行部位と周囲の境界の明瞭化 　既存黒子の顕在化 • **持続する紅斑や瘙痒** • **一過性の痤瘡増悪や毛孔拡大** • 毛細血管拡張 • 稗粒腫	• 瘢痕 　肥厚性瘢痕 　萎縮性瘢痕 　ケロイド • 感染 　細菌・ウイルス（単純疱疹の再発など）・真菌 • ピーリング剤によるアレルギー性接触皮膚炎および接触蕁麻疹 • その他

（中央に「数日で治る」の矢印）

赤字は，頻度が高い副作用である．

（日本皮膚科学会ケミカルピーリングガイドライン（改訂第 3 版）より引用）

残しがないように注意する．

⑥ **冷却**：当科では薬剤の経皮吸収を促進することを目的として，ビタミン C ローションパックを用いて冷却し，5 分ごとに交換し，計 3 回行っている．

⑦ **後処置**：冷却後も浮腫性紅斑や水疱が形成した部位があれば，ステロイド外用を行う．症例により面皰圧出法を併用し，また排膿した炎症性皮疹は，薄い痂皮を形成するが，数日で脱落することを伝える．

B．SA-PEG の場合

前準備・① 脱脂は GA と同様であるが，SA-PEG の場合は，最浅層 CP のため，刺激感や皮膚反応はほとんどの場合において認めず，中和のステップも不要である．① 脱脂，② 塗布，③ 拭き取り，④ 洗浄（洗顔），⑤ 冷却，⑥ 後処置の 6 つのステップに大別される（図 2-b）．

② **塗布**：施術者は，パウダーフリーのプラスチック手袋を着用し，ピーリング剤を手の上でよく温め，試薬が白色から透明になった後に眼や口周囲を避けて，前額部，鼻，頬，下顎部の順で塗布を行い，ストップウォッチで 5 分間計測し放置する．

③ **拭き取り**：冷水で湿らせたガーゼを使用し，擦らないように，また取り残しがないように拭き取る．拭き取りの順序は塗布した順序と同様

で，各部位別にガーゼを交換し拭き取る．

④ **洗浄**・⑤ **冷却**・⑥ **後処置**：GA と同様であるが，SA-PEG の場合は洗い残しがあると，白く残って確認できるため，十分洗顔するよう指導を行う．

C．施術後のスキンケア

痤瘡後の色素沈着やケミカルピーリングによる色素沈着の予防目的で，治療の翌日よりサンスクリーン剤の使用と遮光の徹底に努める．脂性肌の場合は問題がないが，一般的に皮膚が乾燥しやすいため，保湿剤などでの保湿を十分に行うよう勧めている．林らの報告において，治療後に保湿剤を使用することにより，経表皮水分蒸散量の上昇および角層水分量の低下を軽減し，保湿剤を併用しても CP による治療効果が得られることが確認されている[9]．

2．治療のプログラム

治療間隔は GA の場合は 2 週間〜1 か月間，SA-PEG の場合は 1 か月間で，3〜5 回の施術で改善を認めることが多いが，一時症状が悪化することがある．維持療法として，1〜2 か月ごとに治療を継続し，症例によっては他の治療方法との併用も行う[6]．

副作用

施術中および施術後に見られ得る所見で，刺激感・乾燥・浮腫・紅斑・鱗屑などがあり，特に避

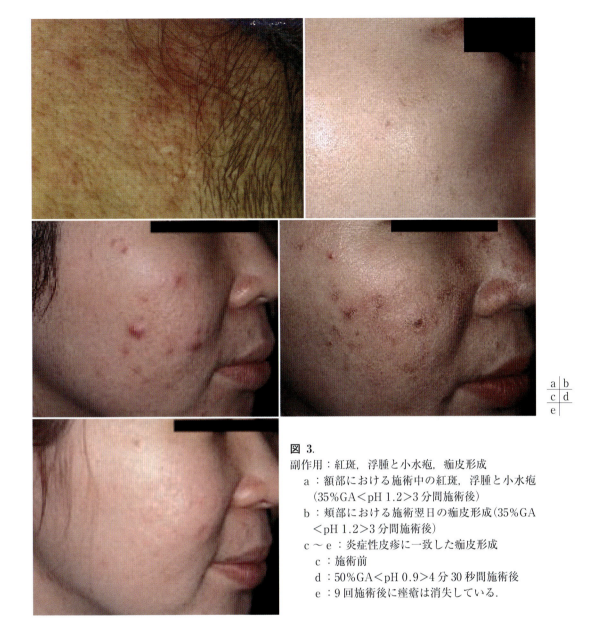

図 3.
副作用：紅斑，浮腫と小水疱，痂皮形成
　a：額部における施術中の紅斑，浮腫と小水疱
　　（35％GA＜pH 1.2＞3分間施術後）
　b：頬部における施術翌日の痂皮形成（35％GA
　　＜pH 1.2＞3分間施術後）
　c〜e：炎症性皮疹に一致した痂皮形成
　　c：施術前
　　d：50％GA＜pH 0.9＞4分 30 秒間施術後
　　e：9回施術後に痤瘡は消失している．

けたい副作用として，水疱・びらん・痂皮形成などがある（表 3，図 3）[1]．

　韓国における痤瘡関連の医療訴訟（1997〜2018年）の 11 例のうち 6 例は，CP 関連であったされている．痤瘡瘢痕に対するトリクロロ酢酸治療 2 症例では，第Ⅱ度熱傷後の炎症後色素沈着や痤瘡瘢痕の悪化，ヘルペス感染症，結節形成を認め，痤瘡に対するジェスナー液（レゾシノールと 14％サリチル酸エタノール，14％乳酸の合剤）治療 1 症例では，刺激性接触皮膚炎後の炎症後色素沈着を認めたとされ，最浅層 CP 以外の薬剤を使用する場合は注意が必要である[10]．

1．GA での副作用

　GA については，「ケミカルピーリングガイドライン（改訂第 3 版）」によると，pH3 以上で濃度が 10％以下であれば，ほとんど皮膚反応は見られず安全性が高いとされている[1)2)]．しかしながら，2016 年度の「毒物及び劇物指定令の一部を改正する政令」により，3.6％を超える濃度の GA はその被刺激性の問題より劇物と指定され，適切な管理が必要となった．ただし GA を 5％配合していても，水酸化ナトリウムを添加し，一部を GA ナト

リウムとした場合は，残りの GA が 3.6%を下回れば劇物には該当しないとされ，ホームピーリング化粧品として医師の管理の元で販売されている[3]．35～70%GA(pH 不明)の場合では，スキンタイプの高い 199 症例において，痂皮形成 3.5%(7 例)，色素沈着 2.0%(4 例)，紅斑 2.0%(4 例)，水疱 0.5%(1 例)が出現し，8 か月以内に消失したとされている[11]．このように，高濃度(30%以上)，低 pH(2 以下)では，治療効果が優れているものの，浮腫やびらん，痂皮形成などの危険性が高くなるため，注意深い観察と医師の管理下の施術が必要である(図 3)[1]．

その他，Vishal らは 1 症例報告として，18 歳の痤瘡患者において 70%GA(pH 不明)治療時に非アレルギー性接触蕁麻疹が生じたとされており，施術中の観察が特に必要である[12]．

2．SA-PEG での副作用

最浅層 CP である SA-PEG は，強い刺激感や紅斑といった副作用が生じないとされているが，薬剤調整不良による析出サリチル酸の刺激で生じることがある[6]．このため，信頼性の高い製剤を使用し，医師による適切な管理を要する．

3．副作用対策

このような副作用対策の 1 つとしては，ガイドラインで提示されているように，施術前の詳細な問診とパッチテストなどの前準備，施術中の観察，施術後の後処置，施術後のスキンケアが重要である．

併用治療

併用治療は，CP の角層剝離作用により，併用する薬剤の浸透性を高めることで相乗効果を及ぼす．しかしながら，CP の剝離深度が予想以上に増す場合や，紫外線の影響，接触皮膚炎を生じる可能性が高くなることから，患者に応じて適切な治療方針を検討する必要がある．

1．抗菌薬の内服療法

重症の炎症を伴う痤瘡に対しては，抗菌薬の内服療法を併用している．「尋常性痤瘡・酒皶治療ガイドライン 2023」で提示している通り，内服抗菌薬の投与は原則 3 か月までとしている[3]．

2．面皰圧出法

CP 直後に，炎症性皮疹から膿を排出する症例では，面皰圧出法を併用している．施術した部位は薄い痂皮を形成するが，数日で脱落することを伝える．

3．ビタミンC外用

テトラヘキシルデカン酸アスコルビルと L-アスコルビン酸-2-リン酸ナトリウムにおいては，前述の「尋常性痤瘡・酒皶治療ガイドライン 2023」で炎症性皮疹と炎症後の紅斑に対して行ってもよいが推奨はしないとされている[3]．当科では，CP の冷却時に，ビタミン C ローションパックを用いる．

4．イオントフォレーシス

黒川らは，31 例の痤瘡患者に対して pH3.2 の 20%GA による CP 後にビタミン C・E 誘導体によるイオントフォレーシスを行ったところ，痤瘡の重症度と炎症後色素沈着も改善したとされている．有害事象としては，軽度の局所発赤と刺激症状を 4 例のみとされている[13]．

5．アダパレン外用

上出らは，pH3.2 の 40%GA による CP 後にアダパレンを外用することにより，患者満足度が高い結果となったとされている[14]．アダパレン外用の開始時期であるが，吉田は，皮膚状態により施術前後に 3 日～1 週間程度の使用中止を指導していると報告している[15]．レチノイド外用剤としては，Castillo らは Fitzpatrick skin type Ⅰ～Ⅲでは施術前 48 時間，Fitzpatrick skin type Ⅳ～Ⅵの場合は，施術 2～3 週間前より使用中止を勧めているとされており，患者に応じて使用開始時期を検討する必要がある[16]．

6．BPO 外用

海外では，OTC 医薬品として 0.5%サリチル酸と 2.5%BPO 合剤があり，12 週間の外用により総皮疹数の減少率が 61.6%と，有効性が報告されている[17]．

7．その他

その他の併用療法として，光線療法やレーザー治療などが挙げられるが，「尋常性痤瘡・酒皶治療ガイドライン2023」では，設備の問題，本邦での検討が不十分であり，保険適用もないことから推奨はしないとされている[3]．また，吉田は経験的に2週間程度の間隔をあければ，安全にレーザー療法や光線療法と併用治療は可能としている[15]．

おわりに

本治療法の特徴として，スキンケア，一般的な外用療法，内服療法，生活指導などを，個々の症例に応じて単独あるいは他の併用療法として選択することで，治療効果が高まり，患者のQOLも向上する．

なお，CPに対する皮膚の反応は，個人差があり，また同じ人でも治療時の皮膚の状態や行う季節によって異なるので，効果の発現時期も様々である．すぐに治療効果が見られない場合でも，治療目標の達成のためには根気よく続けることが必要である．

利益相反の開示

開示すべき利益相反関連事項はない．

参考文献

1) 古川福実ほか：日本皮膚科学会ケミカルピーリングガイドライン（改訂第3版）．日皮会誌．**118**：347-355，2008．

2) Yamamoto, Y., et al.：Guidelines for chemical peeling(3nd edition). J Dermatol. **39**：321-325, 2012.

3) 山﨑研志ほか：尋常性痤瘡・酒皶治療ガイドライン2023．日皮会誌．**133**：407-450，2023．

4) Dainichi, T., et al.：Excellent clinical results with a new preparation for chemical peeling in acne：30% salicylic acid in polyethylene glycol vehicle. Dermatol Surg. **34**：891-899, 2008.

5) Kaminaka, C., et al.：Clinical evaluation of glycolic acid chemical peeling in patients with acne vulgaris：a randomized, double-blind, placebo-controlled, split-face comparative study. Dermatol Surg. **40**：314-322, 2014.

6) 船坂陽子ほか：日本皮膚科学会ケミカルピーリングガイドライン（改訂第3版）準拠　ケミカルピーリングこれが私のコツと技，2版．古川福実ほか編．83-139，南山堂，2009．

7) Trivedi, M. K., et al.：A review of the safety of cosmetic procedures during pregnancy and lactation. Int J Womens Dermatol. **3**：6-10, 2017.

8) Lee, K. C., et al.：Safety of cosmetic dermatologic procedures during pregnancy. Dermatol Surg. **39**：1573-1586, 2013.

9) 林　伸和ほか：痤瘡に対するケミカルピーリング後の皮膚生理学的機能低下における高圧乳化ワセリン製剤の有用性．Aesthetic Dermatol. **19**：123-128，2009．

10) Cho, S. I., et al.：Analysis of acne-related judicial precedents from 1997 to 2018 in South Korea. J Dermatol. **46**(12)：1210-1214, 2019.

11) Vemula, S., et al.：Assessing the safety of superficial chemical peels in darker skin：A retrospective study. J Am Acad Dermatol. **79**(3)：508-513, 2018.

12) Vishal, B., et al.：Contact urticaria to glycolic acid peel. J Cutan Aesthet Surg. **5**：58-59, 2012.

13) Kurokawa, I., et al.：Adjuvant alternative treatment with chemical peeling and subsequent iontophoresis for postinflammatory hyperpigmentation, erosion with inflamed red papules and non-inflamed atrophic scars in acne vulgaris. J Dermatol. **44**：401-405, 2017.

14) 上出三起子ほか：尋常性ざ瘡患者に対するケミカルピーリングおよびアダパレンゲル外用療法の満足度アンケート調査．新薬と臨牀．**62**：1890-1894，2013．

15) 吉田亜希：【顔のアンチエイジング】ケミカルピーリング．MB Derma. **238**：9-14，2015．

16) Castillo, D. E., et al.：Chemical peels in the treatment of acne：patient selection and perspectives. Clin Cosmet Investig Dermatol. **11**：365-372, 2018.

17) Kircik, L. H., et al.：Evaluation of the efficacy, tolerability, and safety of an over-the-counter acne regimen containing benzoyl peroxide and salicylic acid in subjects with acne. J Drugs Dermatol. **12**：259-264, 2013.

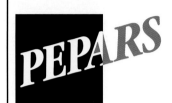

◆特集/にきび 知る・診る・治す
治 療
痤瘡瘢痕の治療

小川 令*

Key Words:痤瘡瘢痕(acne scar),萎縮瘢痕(atrophic scar),肥厚性瘢痕(hypertrophic scar),ケロイド(keloid)

Abstract 痤瘡の治療は,治療に難渋し時間を要すると,目立つ瘢痕を残す.目立つ瘢痕には萎縮瘢痕,肥厚性瘢痕,ケロイドなどがある.よって,早期から痤瘡に対する適切な治療を行い,炎症を遷延させないことが大切である.ひとたび萎縮瘢痕を形成した場合は,フラクショナルレーザーやダーマローラー,手術などが選択肢となる.肥厚性瘢痕にはデプロドンプロピオン酸エステルプラスター,ケロイドは手術および術後放射線治療を含めた集学的治療で治療することができる.

はじめに

瘢痕とは,真皮の炎症の結果,真皮の構造が変化し,それが表皮を透見して見えている状態を言う.痤瘡の場合,時に血管増生や膠原線維の蓄積が起こり肥厚性瘢痕やケロイドとなったり,逆に膠原線維が産生されずに陥凹する萎縮瘢痕となったりすることがある.

痤瘡による炎症の原因となる脂腺と,それに連続している毛包は,真皮内にあり,炎症の部位が深く,長く持続すると肥厚性瘢痕・ケロイドとなりやすい.一方炎症が弱く,膠原線維が十分に産生されないと陥凹瘢痕となる.

軽度の痤瘡では,炎症が真皮浅層に留まり,通常は瘢痕を残さずに治癒する.しかし重度の痤瘡では,真皮網状層で強い炎症が起こるため,血管増生や膠原線維の蓄積による肥厚性瘢痕が生じやすい[1].さらに炎症が収束しにくい体質があると,炎症が健常皮膚に広がり,ケロイドが生じることがある[1].一方,強い炎症で組織が破壊されたにも関わらず,炎症が早期に収束し,膠原線維が十分に産生されないと萎縮瘢痕となる[2].

萎縮瘢痕の種類

痤瘡瘢痕の中の萎縮瘢痕には,特徴的な名前の付いた分類があり,ice pick scar(アイスピック型)(図1-a),rolling scar(ローリング型)(図1-b),boxcar scar(ボックスカー型)(図1-c)と分類されることが多い[2].アイスピック型は小さい穴があいているような瘢痕であり,深いにきび痕,アイスピックで穴をあけたような瘢痕を指す.ローリング型は,アイスピックよりは浅く,丸くえぐれたような瘢痕となる.Rollingとはゆるやかな起伏を意味する.また,四角く陥凹しているも

---

* Rei OGAWA,〒113-8602 東京都文京区千駄木1-1-5 日本医科大学形成外科,教授

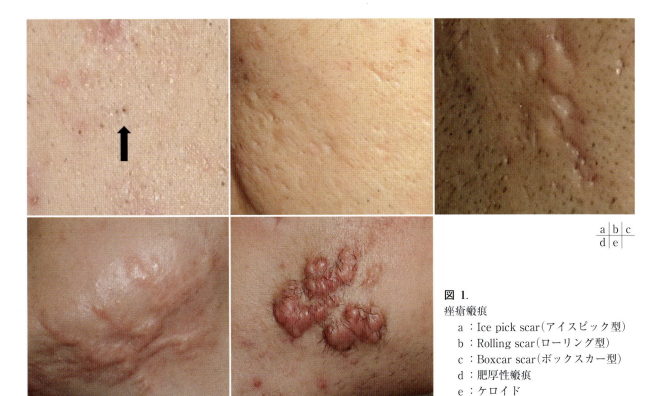

図 1.
瘢痕瘢痕
　a：Ice pick scar（アイスピック型）
　b：Rolling scar（ローリング型）
　c：Boxcar scar（ボックスカー型）
　d：肥厚性瘢痕
　e：ケロイド

のをボックスカー型と言う．ボックスカーとは，有蓋（ゆうがい）貨車を指す．

異常瘢痕の種類

複数の隣接する痤瘡の炎症が連続し，赤く隆起した状態を肥厚性瘢痕（図 1-d）と言う．炎症が強く，日常生活における動作によって傷に張力がかかり，炎症が周囲の健常皮膚に波及して，大きく赤く隆起した状態となるとケロイド（図 1-e）と言う．

萎縮瘢痕や異常瘢痕形成のリスク因子

痤瘡を患者本人が潰したりいじって深くしてしまったり，多量の副腎皮質ステロイド外用薬などを使用することで，陥凹が残り，最終的に萎縮瘢痕を形成することがある．

逆に，長期間炎症が持続して膠原線維が産生され隆起しつつあるのに，そのまま経過を見ていると肥厚性瘢痕を生じるリスクが高まる．この場合は早期に副腎皮質ホルモンテープ剤を使用する必要がある．

肥厚性瘢痕・ケロイドの発症リスクは種々報告されている．局所因子としては傷にかかる張力が大切である[3]．顔の痤瘡の炎症が強く，硬い傷が形成されると，頸部を動かした時に，傷に力が加わるが，硬いので力を逃がせない．そうなると，硬い傷の隣の皮膚が強く引っぱられ，肥厚性瘢痕の辺縁部で炎症がさらに強くなる．さらに強い力がかかり続けると，炎症が周囲健常皮膚に波及し，ケロイドを形成することもある[4]．よって，痤瘡でも下顎部に近い部分は肥厚性瘢痕・ケロイド形成のリスクが高い．体幹の痤瘡や毛包炎は，強い張力がかかるため，肥厚性瘢痕・ケロイドを形成しやすい．

全身的因子としてはエストロゲンの増加，高血圧が重要である[5]．エストロゲンが増加すると，血管拡張作用によって，炎症が増強すると考えられる．妊娠，肥満といった状態ではエストロゲンが増加するため，肥厚性瘢痕・ケロイド形成のリスクが高まる．また，高血圧に罹患すると，血管内皮機能が低下し，皮膚における炎症の制御が困難になると考えられる[6]．よって，エストロゲン

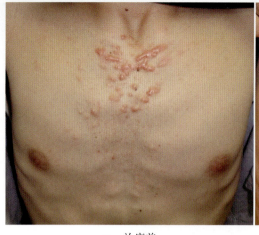 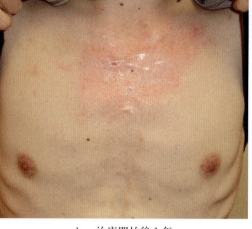

a．治療前　　　　　　　　　　　　　　　b．治療開始後1年

図 2. 痤瘡による肥厚性瘢痕に対する保存的治療
20代，男性．レボフロキサシン内服およびデュアック® 軟膏による痤瘡治療を行いながら，硬結部位のみにエクラー® プラスターを貼付し治療した．

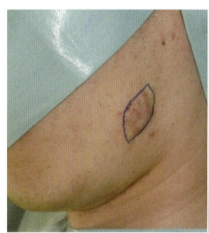 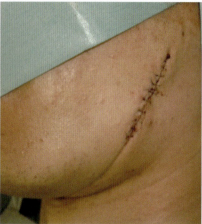 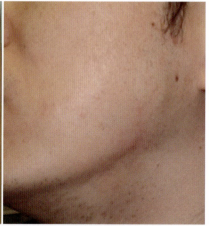

a．切除デザイン　　　　　　　b．術直後　　　　　　　　　c．術後1年

図 3. 肥厚性瘢痕に対する手術および術後エクラー® プラスターによる予防
30代，男性．肥厚性瘢痕を切除し，縫合した．抜糸後エクラー® プラスターを半年間貼付し，術後半年で成熟瘢痕となった．術後1年で再発を認めない．

が増加する思春期，妊娠後特に20週を過ぎた頃，また血圧が高い患者さんでは，痤瘡の傷あとが目立つことを予想して適切に予防していかなければならない．

萎縮瘢痕の治療

Ice pick scar（アイスピック型）（図1-a）は，くり抜いて縫合してしまうのが早い．Rolling scar（ローリング型）（図1-b）は，浅ければフラクショナルレーザー[7]や，ダーマローラーなど[8]を試して

もよい．Boxcar scar（ボックスカー型）は，可能な範囲で切除・縫縮するとよい．脂肪注入の報告[9]もあるが，瘢痕は硬いため，その効果は限定的であると考えられる．

肥厚性瘢痕の治療

第1選択は，デプロドンプロピオン酸エステル（エクラー®）プラスターである[10)11]．基本は隆起している部分の形に大体合わせてプラスターを切り，貼付する．周囲にまったく新規の痤瘡がなけ

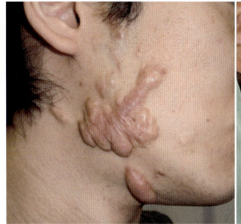
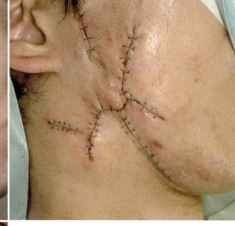
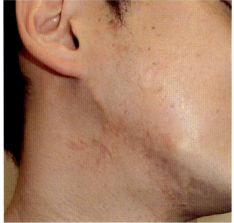

図 4.
ケロイドに対する手術および術後放射線治療
30 代，男性．ケロイドを切除し，縫合した．
手術翌日から 15 Gy/2 分割/2 日間の電子線照
射を行った．抜糸後エクラー® プラスターを
半年間貼付し，術後 1 年で成熟瘢痕となった．
術後 3 年で再発を認めない．
　a：術前
　b：術直後
　c：術後 3 年

れば，ある程度大きめに貼っても問題ない．周囲に新規の痤瘡が混在するようであれば，隆起している部分にのみエクラー® プラスターを貼り，周囲に痤瘡治療の外用薬を塗布するとよい(図2)．抗生剤の内服を併用することもある．

　3～6 か月プラスターによる治療を行い効果が得られなければ，手術してしまうのもよい(図3)．ただし，術後の創が硬くなる傾向があれば，直ちにエクラー® プラスターを開始し，肥厚性瘢痕形成を予防する必要がある．集簇性痤瘡により多発している肥厚性瘢痕には，光線力学療法の報告もある[12]．

　手術では，真皮縫合で創縁を寄せると，真皮に張力がかかり，肥厚性瘢痕形成の原因となってしまうため，皮下の脂肪層をしっかり縫合し，創縁がほぼ合った状態で真皮縫合と表面縫合を行う．

ケロイドの治療

　炎症が周囲に広がってケロイドを形成している場合，エクラー® プラスターから始めてもよいが，新規の痤瘡を伴う場合は，できるかぎり新しい痤瘡を，内服薬や外用薬でコントロールした上で，プラスターをケロイド部に貼付する．新しい痤瘡が少なくなった時点で，大きいものは手術で切除し，術後に放射線治療科と連携し，放射線治療を行うとよい[13]（図 4）．

まとめ

　痤瘡の治療は，治療に難渋し時間がかかると，目立つ瘢痕を残す．目立つ瘢痕には萎縮瘢痕，肥厚性瘢痕，ケロイドなどがある．よって，早期から痤瘡に対する適切な治療を行い，炎症を遷延させないことが大切である．ひとたび萎縮瘢痕を形成した場合は，フラクショナルレーザーやダーマ

ローラー，手術などが選択肢となる．肥厚性瘢痕にはデプロドンプロピオン酸エステルプラスター，ケロイドに対しては手術および術後放射線治療を含めた集学的治療で治療することができる．

参考文献

1) Ogawa, R. : Keloid and hypertrophic scars are the result of chronic inflammation in the reticular dermis. Int J Mol Sci. **18**(3) : 606, 2017.

2) Jacob, C. I., et al. : Acne scarring : a classification system and review of treatment options. J Am Acad Dermatol. **45**(1) : 109-117, 2001.

3) Harn, H. I., et al. : The tension biology of wound healing. Exp Dermatol. **28**(4) : 464-471, 2019.

4) Akaishi, S., et al. : The relationship between keloid growth pattern and stretching tension : visual analysis using the finite element method. Ann Plast Surg. **60**(4) : 445-451, 2008.

5) Huang, C., Ogawa, R. : Systemic factors that shape cutaneous pathological scarring. FASEB J. **34**(10) : 13171-13184, 2020.

6) Arima, J., et al. : Hypertension : a systemic key to understanding local keloid severity. Wound Repair Regen. **23**(2) : 213-221, 2015.

7) Salameh, F., et al. : Energy-based devices for the treatment of Acne Scars : 2022 International consensus recommendations. Lasers Surg Med. **54**(1) : 10-26, 2022.

8) Bonati, L. M., et al. : Microneedling in all skin types : a review. J Drugs Dermatol. **16**(4) : 308-313, 2017.

9) Behrangi, E., et al. : The investigation of the efficacy and safety of stromal vascular fraction in the treatment of nanofat-treated acne scar : a randomized blinded controlled clinical trial. Stem Cell Res Ther. **13**(1) : 298, 2022.

10) Ogawa, R. : The most current algorithms for the treatment and prevention of hypertrophic scars and keloids : a 2020 update of the algorithms published 10 years ago. Plast Reconstr Surg. **149**(1) : 79e-94e, 2022.

11) Ogawa, R., et al. : Diagnosis and treatment of keloids and hypertrophic scars—Japan Scar Workshop Consensus Document 2018. Burns Trauma. **7** : 39, 2019.

12) Tosa, M., Ogawa, R. : Photodynamic therapy for keloids and hypertrophic scars : a review. Scars Burn Heal. **6** : 2059513120932059, 2020.

13) Ogawa, R., et al. : The latest strategy for keloid and hypertrophic scar prevention and treatment : The Nippon Medical School(NMS)Protocol. J Nippon Med Sch. **88**(1) : 2-9, 2021.

PEPARS バックナンバー一覧

2020 年
- No. 159 外科系医師必読！形成外科基本手技 30 〈増大号〉
  —外科系医師と専門医を目指す形成外科医師のために—
  編集／上田晃一

2021 年
- No. 171 眼瞼の手術アトラス—手術の流れが見える— 〈増大号〉
  編集／小室裕造
- No. 180 顔面骨骨折を知り尽くす
  編集／尾﨑 峰

2022 年
- No. 181 まずはここから！四肢のしこり診療ガイド
  編集／土肥輝之
- No. 182 遊離皮弁をきれいに仕上げる—私の工夫—
  編集／櫻庭 実
- No. 183 乳房再建マニュアル 〈増大号〉
  —根治性，整容性，安全性に必要な治療戦略—
  編集／佐武利彦
- No. 184 局所皮弁デザイン—達人の思慮の技—
  編集／楠本健司
- No. 185 ＜美容外科道場シリーズ＞
  要望別にみる鼻の美容外科の手術戦略
  編集／中北信昭
- No. 186 口唇口蓋裂治療
  —長期的経過を見据えた初回手術とプランニング—
  編集／彦坂 信
- No. 187 皮膚科ラーニング！STEP UP 形成外科診療
  編集／土佐眞美子・安齋眞一
- No. 188 患者に寄り添うリンパ浮腫診療—診断と治療—
  編集／前川二郎
- No. 189 ＜美容外科道場シリーズ＞埋没式重瞼術
  編集／百澤 明
- No. 190 こんなマニュアルが欲しかった！
  形成外科基本マニュアル［1］
  編集／上田晃一
- No. 191 こんなマニュアルが欲しかった！
  形成外科基本マニュアル［2］
  編集／上田晃一
- No. 192 ＜1 人医長マニュアルシリーズ＞
  手外傷への対応
  編集／石河利広

2023 年
- No. 193 形成外科手術 麻酔マニュアル
  編集／西本 聡
- No. 194 あざの診断と長期的治療戦略
  編集／河野太郎
- No. 195 顔面の美容外科 Basic & Advance 〈増大号〉
  編集／朝日林太郎
- No. 196 顔の外傷 治療マニュアル
  編集／諸富公昭
- No. 197 NPWT（陰圧閉鎖療法）の疾患別治療戦略
  編集／田中里佳
- No. 198 実践 脂肪注入術—疾患治療から美容まで—
  編集／水野博司
- No. 199 HIFU と超音波治療マニュアル
  編集／石川浩一
- No. 200 足を診る 〈臨時増大号〉
  —糖尿病足病変，重症下肢虚血からフットケアまで—
  編集／古川雅英
- No. 201 皮弁・筋皮弁による乳房再建：適応と手術のコツ
  編集／武石明精
- No. 202 切断指 ZONE 別対応マニュアル！
  編集／荒田 順
- No. 203 知っておくべき穿通枝皮弁 10
  編集／中川雅裕
- No. 204 多血小板血漿（PRP）の上手な使い方
  編集／覚道奈津子

2024 年
- No. 205 植皮のすべて，教えます
  編集／櫻井裕之
- No. 206 形成外科的くすりの上手な使い方
  編集／秋山 豪
- No. 207 皮弁挙上に役立つ解剖 〈増大号〉
  編集／梅澤裕己
- No. 208 得意を伸ばす手外科
  編集／鳥谷部荘八
- No. 209 スレッドリフトを極める 〈特大号〉
  編集／鈴木芳郎
- No. 210 今すぐ始めるリンパ浮腫
  編集／塗 隆志
- No. 211 まずこの 1 冊！新しい創傷治療材療を使いこなす
  編集／小川 令
- No. 212 乳房の美容手術 私の治療戦略
  編集／淺野裕子
- No. 213 下眼瞼の美容外科
  編集／野本俊一
- No. 214 顔面神経麻痺 診断と治療
  —初期対応から後遺症治療まで—
  編集／林 礼人
- No. 215 みんなに役立つ
  形成外科手術シミュレーション！
  編集／三川信之

各号定価：3,300 円（本体 3,000 円＋税）．
増大号の価格は以下の通りです．
No. 159, 171, 183, 207：定価 5,720 円（本体 5,200 円＋税）
No. 195：定価 6,600 円（本体 6,000 円＋税）
No. 200：定価 5,500 円（本体 5,000 円＋税）
No. 209：定価 4,400 円（本体 4,000 円＋税）
在庫僅少品もございます．品切の場合はご容赦ください．
（2024 年 11 月現在）

掲載されていないバックナンバーにつきましては，弊社ホームページ（www.zenniti.com）をご覧下さい．

2025 年　年間購読　受付中！
年間購読料　42,020 円（消費税込）（送料弊社負担）
（通常号 11 冊＋増大号 1 冊：合計 12 冊）

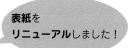

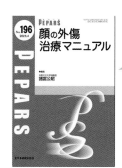

表紙を
リニューアルしました！

次号予告

良性腫瘍マスターガイド
―そのホクロ大丈夫？―

No.217（2025 年 1 月号）

編集／日本医科大学 特任准教授　桑原　大彰

人工知能と皮膚腫瘍診療の革新‥‥皆川　茜ほか

形成外科医のためのダーモスコピー
‥‥‥‥‥‥‥‥‥‥‥外川　八英

そのホクロ大丈夫？‥‥‥‥‥‥‥武藤　律子

このイボ大丈夫？‥‥‥‥‥‥‥‥高井　利浩

先天性巨大色素性母斑―治療戦略―
‥‥‥‥‥‥‥‥‥‥‥森本　尚樹

もう迷わない血管腫，リンパ管腫
‥‥‥‥‥‥‥‥‥‥‥片岡　美紗ほか

手の良性腫瘍
　―診断から切り方・とり方まで―‥‥小野　真平

中間型悪性腫瘍のアップデート‥‥小林　英介

保険による皮膚良性腫瘍の切除について
　―保険算定のしくみと現状―‥‥‥‥関堂　充

がんを追い越す：がん予防の革新
‥‥‥‥‥‥‥‥‥‥‥桑原　大彰

掲載広告一覧

ロート製薬	表 2
ケイセイ	表 4
クラシエ薬品	前付 1
ジェイメック	57

編集顧問：栗原邦弘　百束比古　光嶋　勲		
編集主幹：上田晃一	大阪医科薬科大学教授	
大慈弥裕之	福岡大学名誉教授	
	NPO 法人自由が丘アカデミー代表理事	
小川　令	日本医科大学教授	

No.216　編集企画：
　山脇聖子　兵庫県立尼崎総合医療センター
　　　　　　部長

PEPARS　No.216

2024 年 12 月 15 日発行（毎月 1 回 15 日発行）

定価は表紙に表示してあります.

Printed in Japan

© ZEN・NIHONBYOIN・SHUPPANKAI, 2024

発行者　　末　定　広　光
発行所　　株式会社　全日本病院出版会

〒 113-0033 東京都文京区本郷 3 丁目 16 番 4 号
　　　　電話（03）5689-5989　Fax（03）5689-8030
　　　　郵便振替口座 00160-9-58753

印刷・製本　三報社印刷株式会社　　　電話（03）3637-0005
広告取扱店　株式会社文京メディカル　電話（03）3817-8036

- 本誌に掲載する著作物の複製権・翻訳権・上映権・譲渡権・公衆送信権（送信可能化権を含む）は株式会社全日本病院出版会が保有します.
- **JCOPY** ＜（社）出版者著作権管理機構　委託出版物＞
  本誌の無断複写は著作権法上での例外を除き禁じられています. 複写される場合は，そのつど事前に，（社）出版者著作権管理機構（電話 03-5244-5088，FAX 03-5244-5089，e-mail: info@jcopy.or.jp）の許諾を得てください.
- 本誌をスキャン，デジタルデータ化することは複製に当たり，著作権法上の例外を除き違法です. 代行業者等の第三者に依頼して同行為をすることも認められておりません.